L'ART DE SOIGNER

ALAIN TOLEDANO

Avec la collaboration de Benjamin Peylet

L'ART DE SOIGNER

humenSciences DÉBAT

Prolongez l'expérience avec la newsletter de Cogito
sur www.humensciences.com

ISBN : 978-2-3793-1497-1

Dépôt légal : septembre 2022

170 bis, boulevard du Montparnasse, 75014 Paris
Tél. : 01 55 42 84 00
www.humensciences.com

SOMMAIRE

INTRODUCTION

« Docteur, est-ce que je suis guéri ? »

Cette question, mes patients me la posent souvent. C'est pourtant une question piège. Que dit-elle de la santé et de la maladie ?

D'abord, que la santé est parfois une question de point de vue. Plutôt que de chercher la réponse en eux, plutôt que de se demander « suis-je guéri ? », « comment je me sens ? », « suis-je en bonne santé ? », certains patients accordent au médecin le pouvoir de la leur révéler. Comme s'il s'agissait d'une puissance occulte que seule une poignée d'initiés était capable de distinguer correctement et de prononcer. « Oui, vous êtes à présent en bonne santé », voudraient-ils entendre. Une sentence édictée par un médecin juge.

Ensuite, que certains ont besoin de se l'entendre dire. Que le ressentir ne leur suffit pas. Ils veulent de la réassurance, de l'espoir. Pour ceux-là, le médecin est bien plus qu'un technicien. Il n'est pas là pour fabriquer de la santé ou en parler, il est là pour l'offrir, la transmettre, créer de la joie, du soulagement. Le médecin apaise. Malgré tout.

Enfin, la maladie est parfois insidieuse, cachée, tapie, à l'affût. On s'en méfie beaucoup, même sans la voir. On sait que, pour la débusquer, il faut certains outils. Éprouver un sentiment de bonne santé ne suffit pas : c'est parfois même trompeur. Il y a les constantes à surveiller, la présence éventuelle d'agents pathologiques indétectables au premier abord, les maladies asymptomatiques, un terme devenu familier et anxiogène… des symptômes trop diffus ou trop techniques pour être bien compris et qui sont autant de semeurs de doutes. Tous ces éléments nécessitent l'œil de l'expert : le médecin. Et le médecin expertise.

Pour finir (et c'est peut-être le plus important), la santé n'est fondamentalement pas entre les mains du patient, mais entre celles du médecin. Si on cherche des maladies, on en trouve toujours. De nombreux déséquilibres, physiologiques, bien sûr, mais aussi environnementaux, sociaux, émotionnels, sexuels, psychologiques seront prestement considérés comme des maladies ou des écarts à la santé par un médecin, mais pas par un autre (!). Le diagnostic une fois posé figera le patient dans un statut de malade ou de bien portant, dont seul le médecin aura le pouvoir de l'extirper. Là où il n'y avait que la santé, le médecin fait apparaître la maladie. Le médecin crée la maladie.

Je pourrais passer des heures à traiter cette question.

J'ai préféré lui consacrer un livre.

J'ai beaucoup réfléchi sur notre façon de soigner, sur notre système de santé, sur la place du médecin et de tous les soignants. Ma conviction aujourd'hui est que nous pouvons – que nous devons – faire mieux. La bonne nouvelle est que de multiples pistes d'amélioration sont possibles.

Je souhaite d'abord expliquer en quoi consiste notre médecine curative aujourd'hui – celle qui soigne à défaut de prévenir –, ses moyens d'action, ses limites, les difficultés qu'elle rencontre. Cela me permettra de développer ma conception de la santé et du soin et d'aboutir ainsi à l'exposé d'une nouvelle façon de s'occuper des patients, fondée sur l'écoute, le dialogue, la présence, la décision concertée. On parlait autrefois de « l'art de soigner ». C'est une autre vision de la médecine qui ouvre de fertiles perspectives, car on abandonne l'idée qu'une personne isolée puisse tout apprendre toute seule, on comprend qu'il s'agit d'un travail collectif, horizontal, sans barrières d'accès, dont l'objectif ne serait pas de permettre aux patients de vivre dans le « silence des organes », selon la célèbre formule du chirurgien René Leriche, mais d'atteindre la *pleine* santé, qui allie le physique, le spirituel et le métabolique. Un tout, nécessaire et indispensable, un équilibre. Oui, c'est possible.

Je croise beaucoup de monde, tous les jours. Des hommes et des femmes de tous milieux, parfois (souvent) avec des problèmes de santé (forcément). Cela ne me permet pas d'approfondir chaque cas, je n'en ai malheureusement pas le temps, mais au moins j'ai une meilleure vue d'ensemble. J'entrevois des passerelles. Je deviens plus curieux des autres, de ce qu'ils font, de ce qu'ils peuvent. C'est une bonne chose. Non seulement pour moi mais pour les autres. C'est ce qui m'a permis de développer cette idée de santé intégrative, de m'y intéresser de suffisamment près pour la mettre en pratique avec la création de l'Institut Rafaël, et pour lancer une chaire d'enseignement au Cnam, le Conservatoire national des arts et métiers à Paris, qui lui sera consacrée. La santé intégrative dépasse l'absence de maladie, elle intègre toutes les composantes qui font qu'on se sent en bonne santé : le physique, le mental, le social, l'émotionnel, le sexuel, la relation à l'environnement... C'est ce que j'enseigne au Cnam, pour former ou reformer les professionnels de soins en exercice, comme pour transformer les soignants de demain. Un enseignement destiné à tous les acteurs de la santé : personnel hospitalier mais aussi patients, associations, entreprises, industriels... Toute la société a un rôle à jouer dans la santé intégrative.

Dans la culture juive, le Talmud prescrit un devoir d'enseignement et un temps alloué à l'étude. Pour un soignant, l'équilibre s'obtient souvent en partageant son temps entre le soin, la recherche, l'enseignement et l'apprentissage. Apprendre, comme enseigner, est vital à notre civilisation autant qu'à nous-mêmes. Chacun a besoin d'étudier pour améliorer sa relation au monde. L'idéal est d'incarner ce qu'on enseigne et d'enseigner ce qu'on incarne.

INTRODUCTION

Je crois profondément en l'idée de médecine intégrative. Je la pense susceptible de modifier en profondeur notre rapport au soin, la seule capable de sauver notre système de santé aujourd'hui menacé.

1

QU'EST-CE QUE SOIGNER AUJOURD'HUI ?

« Plus, du vingt-quatrième, un petit clystère insinuatif, préparatif, et rémollient, pour amollir, humecter, et rafraîchir les entrailles de Monsieur. »

Molière, *Le malade imaginaire*

D'un bricolage, parfois génial, mais souvent aléatoire, la médecine au cours de l'histoire est arrivée à promettre de la précision et des connaissances exceptionnelles. Plus elle se sophistique et plus nous exigeons d'elle. Nous lui demandons parfois l'impossible et fondons tant d'espoirs sur ses prouesses que nous finissons par attendre d'elle une guérison à coup sûr, voire qu'elle nous empêche de tomber malades. Surtout qu'elle ne se trompe jamais de diagnostic ni même de pronostic.

La médecine est une science, un art et une technique dont l'objet est à la fois l'étude du corps humain et de son fonctionnement, ainsi que la conservation et le rétablissement de la santé au sens le plus large. Une science, un art, une technique : caractériser la médecine n'est pas si simple. C'est même un sujet de débats surchauffés. On oppose souvent l'art et la science, de la même manière que la médecine est souvent confondue avec le progrès technique. Historiquement, elle fut enseignée avec les arts libéraux comme la philosophie ou les arts de la parole, qui étaient garants de l'élégance et de la cohérence du discours dont la médecine ne saurait se passer. Puis on la rangea dans les arts mécaniques dits « utiles » : l'armement, la navigation, le théâtre, l'agriculture, la chasse et la fabrication de la laine, et enfin elle devint l'apanage des facultés de sciences. Cette évolution de l'enseignement médical montre bien que la médecine est à la fois un art et une science, et qu'elle regroupe les sciences humaines autant que les sciences fondamentales. Personnellement, je crois que la santé est plus un art – l'art de soigner – qu'une science exacte et rationnelle.

L'action médicale première est le « diagnostic », qui est l'identification de la maladie. Les médecins lui ajoutent volontiers le « diagnostic différentiel », qui consiste à envisager les maladies dont les symptômes, très proches, pourraient tout aussi bien expliquer l'état du patient. Après le diagnostic vient la « thérapeutique », le traitement des maladies. C'est, pour la médecine, le lieu de l'efficacité. Sa contrepartie, le « pronostic », qui consiste en la prévision de l'évolution des symptômes, est ce qui lui a fait gagner en crédibilité, scientifique notamment, puisque les sciences ont pour but non seulement de comprendre les phénomènes, mais surtout d'en tirer des prévisions justes et des applications fonctionnelles ; leurs résultats sont sans cesse confrontés à la réalité.

La médecine moderne requiert un enseignement en sciences fondamentales : anatomie, biologie médicale (une discipline qui en comprend en fait beaucoup d'autres : l'hématologie biologique, la biochimie, la biologie moléculaire, la génétique, la bactériologie, la virologie, la parasitologie), biophysique, physiologie humaine, histologie et embryologie.

Une fois tous ces domaines maîtrisés, chaque médecin exercera différents types de médecine, qu'on classe par affections (comme la cancérologie ou l'allergologie), par organes (la cardiologie ou la pneumologie), par types de patients (la gynécologie ou la pédiatrie), ou encore par types de traitements (la médecine d'urgence ou la médecine esthétique).

Pour autant, la médecine est-elle une science ?

Le mot « science » est un terme dérivé du latin *scientia* (qui signifie « connaissance ») et désigne l'ensemble des connaissances et des études d'une valeur universelle, caractérisé par un objet et une méthode, et fondé sur des observations objectives, vérifiables, ainsi que sur des raisonnements rigoureux.

La médecine fondée sur les preuves (« *evidence based medecine* ») est dans cette mesure une science propre, quand bien même certains lui reprochent de ne définir que des vérités toutes relatives. Je considère ce reproche comme injuste. Non dogmatique, la science est au contraire ouverte à la critique. Les connaissances scientifiques, ainsi que les méthodes, sont toujours, par définition, ouvertes à la révision et il n'existe aucune raison pour que la médecine échappe à cet impératif. Au contraire, elle entre parfaitement dans cette définition de la science.

Cependant, puisque l'objet de la médecine comme science est l'être humain plutôt que des boules de billard parfaitement sphériques qui roulent sans frottement sur des plans inclinés, les choses sont parfois plus compliquées que ça. Comme disait le professeur Lucien Israël : « La médecine est une science des pannes, celles de l'organisme humain… Mais si le médecin est un dépanneur – rien de plus, rien de moins –, il est le dépanneur d'une machine dont il ne possède pas les plans[1]. »

La médecine se transforme ainsi en une *technè* qui, en grec, désigne « l'action efficace », l'art de l'artisan. Largement fondé sur l'expérience, sur la pratique, cet aspect technique permet par exemple au médecin d'aboutir rapidement à son diagnostic, avant même de disposer de tous les éléments. Il faudra le confirmer, bien sûr, mais il est toujours bien plus facile de confirmer que de découvrir, puisqu'on sait tout de suite où regarder. On gagne ainsi un temps précieux, littéralement : la rapidité est très importante en médecine, afin de préserver un maximum de chances. Dans le même ordre d'idées, la technique du médecin est aussi ce qui lui permet d'adapter au mieux le traitement à son patient ou à sa patiente, de procéder par ajustements si nécessaire, ou de tomber très vite sur la bonne molécule, le bon dosage, le bon mouvement, celui qui soulagera, qui guérira.

Parfois, cette pratique du soignant va même au-delà, jusqu'à se confondre avec une forme d'intuition : c'est alors que la médecine se fait art, de l'artiste cette fois. C'est aussi le cas quand il s'agit de ressentir les émotions du patient, de se mettre à sa place, d'exercer son empathie et de se mettre dans une posture d'écoute véritable. La médecine est alors bien plus une affaire de sensibilité que de raisonnement. N'est-elle pas d'ailleurs avant tout une affaire humaine ? Cette forme de rapport simple d'être humain à être humain n'est pas souvent associée aux médecins, probablement parce qu'il lui manque ce prestige du savant qu'on leur accorde d'ordinaire. C'est une erreur. Cet aspect est, au contraire, fondamental, comme je m'efforcerai de le montrer par la suite.

LA MÉDECINE « CURATIVE »

La médecine curative, celle qui vise à soigner, a connu des succès retentissants, que je ne rappellerai pas dans le détail ici. Cependant, si la médecine curative a pu avec tant de succès prolonger notre espérance de vie, elle semble avoir atteint, depuis quelques années, une forme de palier. Surtout, elle n'a pas eu une action aussi décisive qu'on aurait pu le souhaiter sur un indicateur essentiel : l'espérance de vie en bonne santé. Nous savons prolonger la vie. La médecine sait prolonger la vie. Mais pour vivre comment ? Dans quel état ?

Ma conviction est que la médecine sait aujourd'hui très bien soigner, mais qu'elle a encore beaucoup à apprendre dès qu'il s'agit de prendre soin, d'aller au-delà du traitement curatif pour s'intéresser plus directement au bien-être de ceux qu'elle soigne.

En matière de santé, l'État français fournit des efforts considérables. Il alloue plus de 209 milliards d'euros chaque année au financement de notre système de soins. La France consacre au total 11,3 % de sa richesse nationale à la santé, soit 1,4 point de plus que la moyenne de l'Union européenne[2]. C'est ce qui lui permet d'assurer le fonctionnement de plus de 3 000 hôpitaux sur tout le territoire, dans lesquels travaille une grande partie du personnel soignant : plus de 200 000 médecins et pas moins d'1 million d'infirmiers et d'aides-soignants.

Ce n'est pas tout. Le monde de la santé ne se limite pas aux soignants des hôpitaux. Il faut leur ajouter ces professionnels avec lesquels les Français ont finalement le plus de contacts quotidiens, ceux qu'ils connaissent le mieux : leur médecin généraliste, leur pharmacien, les professionnels paramédicaux, les aidants sous toutes leurs formes. Croit-on avoir fait le tour ? On en est loin ! L'Assurance maladie et les mutuelles ne se dirigent pas toutes seules ! Elles ont besoin de leurs dizaines de milliers de salariés et de systèmes d'information solides, qui eux-mêmes nécessitent l'intervention d'administrateurs qualifiés. Ajoutons les cliniques, les chirurgiens-dentistes, le Samu et ses 30 millions d'appels annuels, les plus de 20 000 sages-femmes et enfin, en bout de chaîne en quelque sorte, mais bien au centre de toutes ces activités, du moins en théorie, les dizaines de millions de patients…

Ces chiffres qui donnent le vertige nous aident à prendre conscience de la taille immense de notre système de soins, une galaxie si grande qu'elle n'est pas loin de comprendre le pays tout entier. Ses dépenses représentent d'ailleurs 11 % de sa richesse annuelle. Et pourtant (à moins que ce ne soit pour cette raison même ?), les Français n'en sont plus aussi fiers qu'avant ; on peut même dire qu'ils s'en plaignent, à l'unanimité.

Le système de santé nourrit les mécontentements depuis plusieurs années, des usagers comme des professionnels qui le composent. Il engloutit les investissements sans qu'on ne constate jamais d'amélioration notable. Il peine à se réformer. Les rigidités de son organisation frustrent et son éloignement exaspère, sur le plan géographique comme sur le plan humain. C'est sans doute pour cela que les Français ont de plus en plus recours à des médecines complémentaires. Selon les études et sondages, entre 40 % et 70 % de nos concitoyens se tourneraient vers elles pour pallier les manques qu'ils perçoivent dans notre système actuel.

J'estime qu'il y a de très nombreuses raisons à ce mécontentement généralisé, des problèmes que je vais exposer dans ce livre et dont je vais tenter d'esquisser les solutions possibles. C'est du moins mon objectif. Voulons-nous que le soin désigne seulement l'ensemble des pratiques destinées à lutter contre les maladies ? Ou bien croyons-nous, de façon plus large, qu'être soigné signifie, pour tous, dans tous les territoires, non seulement la possibilité de recevoir des traitements adaptés et nécessaires, mais également celle de prévenir les affections graves et de se maintenir dans un bon état de santé physique, psychique et sociale ?

Maladies chroniques

Bien que l'espérance de vie ait grandement augmenté (85,9 ans pour les femmes et 79,7 ans pour les hommes actuellement), elle n'est pas corrélée à la croissance d'une espérance de vie en bonne santé (qui plafonne à 64,5 ans pour les femmes et à 63,4 ans pour les hommes).

Pire, ces écarts s'accentuent car nous maintenons en vie une grande partie de notre population, sans pour autant que cette longévité ne soit corrélée à une qualité de vie satisfaisante. En d'autres termes, nous transformons, grâce à la médecine, certaines maladies aiguës qui étaient autrefois mortelles en des maladies chroniques, mais sans proposer un encadrement capable de rendre véritablement agréable le morceau d'existence que nous avons conquis. Nous savons à présent maintenir longtemps en vie des patients atteints de pathologies graves, telles que le sida ou certains cancers, des maladies terribles et avec lesquelles il est pourtant devenu possible de survivre. Mais dans quel état ? Au sein de quel système de soins ?

Les pathologies chroniques désignent des affections très diverses comme les maladies cardio-neurovasculaires, qui représentent 32 % des maladies chroniques, le diabète, 25 %, les cancers, 20 %, et les troubles psychiatriques chroniques, qui constituent 14 % d'entre elles.

Par ailleurs, la liste des pathologies reconnues comme étant chroniques s'allonge constamment : nous le constatons avec la reconnaissance récente de l'endométriose, cette maladie gynécologique qui se manifeste par le développement d'une muqueuse utérine en dehors de l'utérus, très difficile à vivre au quotidien en raison des douleurs qu'elle occasionne et qui est restée longtemps ignorée.

Surtout, le nombre de personnes touchées par ces situations devrait augmenter dans les années qui viennent, en raison du vieillissement de la population.

L'actualité nous a collectivement poussés à prêter une attention soutenue et légitime à la Covid-19, mais rappelons que les maladies chroniques demeurent la cause principale d'incapacité et de décès : elles sont responsables de l'écrasante majorité des morts dans le monde, 71 % des 59 millions de décès annuels pour être précis. Ainsi, 80 % de ces décès prématurés sont liés à quatre grands tueurs : les pathologies chroniques non transmissibles cardiovasculaires (18 millions), les cancers (9 millions), les maladies respiratoires chroniques (4 millions), ou encore le diabète (1,5 million). À ce titre, les *serial killers* que sont les maladies chroniques constituent un enjeu majeur de santé publique.

Quelques chiffres encore, parce qu'ils sont éclairants et peu souvent rappelés : 150 000 patients font un AVC chaque année en France, les trois quarts s'en sortent avec un handicap ; une grande partie des 1,2 million de patients suivis pour insuffisance rénale terminale subissent douze heures de dialyse hebdomadaires, 200 000 personnes souffrent de troubles du transit incessant dus à une maladie inflammatoire de l'intestin, 2 millions de femmes souffrent d'endométriose, se tordent de douleur tous les mois et rencontrent de grandes difficultés à tomber enceintes. Nous comptons encore 1 million de personnes atteintes d'insuffisance cardiaque, 3 millions qui sont essoufflées et fragilisées en permanence par une bronchite chronique, 2,7 millions de patients diabétiques qui risquent de perdre la vue ou qui souffrent d'obésité morbide, c'est-à-dire potentiellement mortelle prématurément.

Je souhaiterais que les 200 000 patients atteints de polyarthrite rhumatoïde soient accompagnés vers la reprise d'une activité physique, que les 2 millions de patients dénutris soient aidés dans leur reprise de poids (certains d'entre eux faisant partie des 4 millions de Français ayant eu un cancer). Je voudrais que les 9 millions de personnes traitées pour une dépression puissent retrouver le goût à la vie de façon durable et construite.

À tous ces hommes et ces femmes qui rencontrent des difficultés de santé profondes, je ne peux pas me contenter de prescrire des médicaments. Je veux apaiser leurs souffrances et les accompagner vers le bien-être et l'équilibre, physique et mental.

En 1994, 3,7 millions de Français étaient déclarés en « affection de longue durée » ou ALD, c'est-à-dire qu'ils souffraient d'une maladie chronique. Ce nombre est passé à… 11 millions en 2018. En tenant compte de toutes les maladies chroniques, le nombre de patients atteints est aujourd'hui de 20 millions, près d'un Français sur trois ! Face à cette augmentation colossale, notre système de santé menace de devenir caduc et nous devons nous poser collectivement la question de la définition que nous souhaitons donner à la notion de soin.

La reconnaissance de la situation invalidante des personnes atteintes d'ALD engendre un taux moyen de prise en charge par l'Assurance maladie de 88 % des soins. Mais les patients qui ne bénéficient pas de ce dispositif ne sont remboursés qu'à hauteur de 63 %. C'est un effort réel et important d'accompagnement, mais j'estime qu'il n'est pas suffisant.

En termes budgétaires, 60 % des dépenses annuelles de l'Assurance maladie sont consacrés à la prise en charge des maladies chroniques, soit près de 100 milliards d'euros par an. L'amélioration du diagnostic, les innovations thérapeutiques ainsi que les handicaps chroniques induits auront probablement pour effet une augmentation de ces dépenses.

Deux chiffres sont fracassants. Aujourd'hui, nous savons que la moitié des 400 millions de nos consultations annuelles servent à gérer des symptômes de maladies chroniques, pour lesquels sont prescrits des médicaments dans plus de 90 % des cas. Par exemple, nous prescrivons presque systématiquement des antidépresseurs à des personnes qui auraient besoin d'un suivi psychologique et pour qui, dans bien des cas, une thérapie par la parole serait indiquée, afin de les aider à élaborer ce qui leur arrive, le formuler et ainsi retrouver leur place dans leur histoire de vie. Mais jusqu'à présent, seuls les antidépresseurs prescrits étaient remboursés par la Sécurité sociale, pas les consultations chez un psychologue. Un mouvement de remboursement a été amorcé depuis avril 2022 avec un nombre de séances et une prise en charge financière limités[3]. Il faut aussi parler des cas de douleurs ou de troubles du sommeil, souvent associés aux maladies chroniques. Pour y répondre, nous, médecins, prescrivons des antalgiques ou des somnifères. Pourtant, il existe des méthodes, des outils et des techniques capables d'aider à souffrir moins ou à mieux dormir sans prendre de médicaments. Cependant, là encore, ces soins dits complémentaires ou alternatifs ne sont pas remboursés et restent l'apanage d'une catégorie aisée de la population. Paradoxalement, nous gaspillons beaucoup d'argent avec cette médecine dite « prescriptive », puisqu'une boîte de médicaments sur deux n'est pas utilisée, ce qui représente 7 milliards d'euros par an jetés par les fenêtres[4].

Les pratiques paramédicales de soutien, particulièrement mobilisées pour ces maladies qui accompagneront longtemps – souvent toute leur vie – les personnes atteintes, sont complètement coupées du champ officiel du soin. Ce clivage opère dans l'esprit des gens une séparation nette entre la médecine technique et chimique d'un côté, celle qui prescrit ou qui opère, et une approche plus naturelle et plus douce, la médecine qui écoute et prend soin. De nombreuses personnes sont ainsi amenées à penser que les deux s'opposent. Prenant ainsi parti pour l'une, elles rejettent l'autre : « Pas de molécules chimiques dans mon organisme, je me soigne aux plantes ! » ou « Vous ne voulez pas me prescrire quelque chose ? Comment vais-je guérir sans médicaments ? »

Je constate moi-même, quotidiennement, une tendance croissante à la défiance envers la médecine thérapeutique, un phénomène qui me paraît dangereux, et, en parallèle, un rejet de plus en plus prégnant des pratiques plus douces, qui me paraît à la fois naïf et exagéré.

Créer des passerelles entre les différents types de soin et orienter un patient vers un praticien capable de soulager sa douleur, ses angoisses ou ses insomnies, aurait probablement pour effet d'estomper ce clivage, de redonner aux soignés confiance en la médecine, de favoriser leur approbation des traitements, de les rendre plus actifs dans leur parcours de soins et d'améliorer ainsi son efficacité.

La bonne prise en charge des maladies chroniques est un sujet brûlant, sur lequel je crains que les professionnels de la santé comme les autorités sanitaires ne se soient pas encore suffisamment penchés. Parce qu'il est compliqué, bien sûr, mais pas seulement : il est aussi difficile à aborder, puisqu'il implique au premier chef de porter un regard lucide sur les coûts, pour la société tout entière, de nos modes de vie.

L'obésité et le surpoids nous coûteraient 20 milliards d'euros par an, soit 1 % du produit intérieur brut (PIB)[5]. Si ces chiffres donnent le tournis, il y a surtout des malades derrière. Or, une énorme proportion d'entre eux n'aurait tout simplement pas dû l'être et ne l'aurait pas été si une politique de prévention adaptée avait été mise en place. La prévention des maladies chroniques représenterait une économie très significative sur les dépenses de l'État.

On l'entend peu, pourtant les estimations sont aussi fiables que pleines d'espoir : 80 % des maladies cardiovasculaires ainsi que 40 % des cancers sont évitables si l'on agit sur les mêmes cofacteurs de risque : tabac, alcool, sédentarité, surpoids. Par exemple, si les 37 millions de Français sédentaires commençaient à pratiquer une activité physique, leur santé s'en trouverait grandement améliorée et, collectivement, nous économiserions des dizaines de milliards d'euros.

Selon notre Agence nationale de santé publique, une baisse de 30 % des décès prématurés évitables aurait pour conséquence un gain de 10 % du PIB.

Selon les cabinets d'expertise, 1 dollar investi en santé engendrerait sur dix ans entre 2 et 4 dollars de PIB supplémentaire. Cela principalement grâce à la prévention[6].

D'un point de vue strictement économique, il est évident que nous devons agir avec beaucoup d'attention sur les causes identifiées des maladies chroniques, et pas uniquement sur leurs conséquences. Espérons que des politiques ambitieuses investiront davantage que les 3 % actuels de nos budgets en faveur de la prévention !

À cet égard, l'Organisation mondiale de la santé (OMS) a fixé comme objectif de réduire d'un tiers le taux de mortalité prématurée imputable aux grandes maladies chroniques d'ici à 2030. Pour atteindre un tel objectif, il est crucial d'intervenir également sur des facteurs environnementaux et comportementaux. Une meilleure gestion des pathologies chroniques permettrait également de réduire les inégalités sociales en matière de santé, de bien-être au travail et de qualité de vie.

Un Français sur six souffre d'une maladie chronique. Ces pathologies ont des conséquences profondes sur la carrière. Parmi les personnes qui occupent un poste en entreprise au moment d'un diagnostic de cancer, seules 54,5 % auront conservé leur place cinq ans plus tard. J'ai été témoin de ces naufrages. Or, cette fragilisation professionnelle pourrait être réduite par un accompagnement adapté. Cela implique de ne pas se limiter à une simple prescription de médicaments, mais de libérer du temps et de l'écoute afin d'aider les patients à reconstruire leur parcours professionnel ou à se réorienter selon leurs souhaits éventuels.

Et ce n'est pas tout : la précarité accrue des personnes touchées par les maladies chroniques se répercute sur leurs conjoints, leurs enfants, leurs parents, leurs aidants. La scolarité d'enfants dont un des parents, voire les deux, se retrouve ainsi précarisé par des pathologies chroniques est mise en péril. Or, il est bien certain qu'aucun de ces problèmes connexes ne peut être traité par des médicaments. La médecine prescriptive est totalement impuissante à gérer la plupart des conséquences de ces maladies. Il faudrait donc un accompagnement beaucoup plus large du malade, étendu à de multiples aspects de sa santé et de sa vie, plutôt que la seule surveillance de quelques constantes biologiques comme c'est le cas aujourd'hui. Un tel accompagnement global contribuerait à minorer les effets dévastateurs de l'angoisse sur la vie des familles, autrement dit sur une proportion très importante de la population.

Un autre chiffre illustre de manière frappante l'incapacité de la seule médecine prescriptive à soigner avec l'efficacité souhaitée : une personne sur deux atteinte de maladie chronique ne suit pas son traitement. Pour accompagner nos patients de manière pertinente et efficace, ne faudrait-il pas interagir avec toutes les dimensions sanitaires, médico-sociales et sociales que revêtent leurs maladies chroniques et les conséquences de ces maladies qui, elles, franchissent allègrement toutes ces frontières ? Cela me semble indispensable. Ce qui est étonnant, ce n'est pas d'énoncer cette idée mais qu'elle ne soit pas encore appliquée. La vie de tout un chacun ou chacune concerne une pluralité de domaines, elle ne se limite jamais à une seule sphère.

La médecine contrainte à la seule sphère médicale ne peut répondre correctement à toutes les attentes de tous les patients. Or aujourd'hui, la carence en personnel paramédical empêche d'accompagner ceux pour qui un traitement médicamenteux est insuffisant pour être ou demeurer en bonne santé.

Les diverses maladies chroniques que traite notre système actuel, qu'elles soient physiques, psychiques ou cognitives, ont en commun de s'installer dans la durée. Dès lors, elles transforment la vie quotidienne, limitent les activités et les interactions sociales de ceux qui en sont atteints. La dépendance à des médicaments, à un régime, à une technologie médicale, à un appareillage ou à une assistance personnelle contraint aussi bien les patients que leurs aidants. À l'inverse, un parcours de soins médico-social complet nécessite certes des soins médicaux ou paramédicaux, mais aussi une aide psychologique, une adaptation des conditions de vie, une surveillance ou une prévention particulière. Pour que le parcours de santé engendre une remise en forme intégrale, au lieu de ressembler à une course d'obstacles thérapeutiques, sautant de généralistes en spécialistes.

La toxicité des traitements

En France, une consultation médicale se solde par une prescription de médicaments dans 93 % des cas. Aux Pays-Bas, ce chiffre est de 40 %[7]. Or, on ne meurt pas plus aux Pays-Bas. En France, la moyenne de boîtes de médicaments consommées par habitant est de 48 par an, contre 18 en Italie, par exemple, un pays à l'espérance de vie similaire à la nôtre. C'est donc que nous avons un problème de médicaments.

Rappelez-vous ce chiffre : nous jetons, collectivement, 7 milliards d'euros de médicaments par an. Chez nous, une boîte sur deux part à la poubelle. Remarquez que, par un curieux hasard, diviser par deux les quantités prescrites, comme l'économie semblerait l'exiger, nous ramènerait à des proportions hollandaises…

C'est bien sûr un peu simpliste de le voir comme ça : on jette aussi des médicaments aux Pays-Bas. Mais notre structure de remboursement, qui déculpabilise les médecins, entraîne ici un effet pervers dont les conséquences se font sentir sur toute la chaîne de soins (et dans tout ce livre comme vous allez le voir) : armés de cette « balle en argent » toujours à portée de main, prescrite au moins pour les effets psychologiques sur le patient en plus de ses effets thérapeutiques dûment constatés, bien des médecins et nombreux de mes confrères ont la gâchette facile.

Quel mal y a-t-il à prescrire, puisque c'est remboursé ? Plutôt que d'écouter, on prescrit. Ça va plus vite.

Loin de moi l'idée de contester l'efficacité des médicaments. J'en prescris pour des dizaines de milliers d'euros tous les jours. C'est très bien, les médicaments. C'est très intelligent, ciblé, c'est théorique *et* c'est expérimental, c'est testé en double aveugle, selon des variables quantitatives. La découverte des antibiotiques est sans doute le plus grand progrès accompli dans l'histoire de la médecine depuis l'aube des temps : ces molécules ont permis de soigner et de sauver des milliards de personnes, sans exagération aucune, et de rallonger l'espérance de vie en des proportions gigantesques.

Mais ça ne suffit pas.

L'efficacité des traitements, en médecine moderne, est intimement liée à la présence du médecin, au temps qu'il accorde, aux conseils qu'il donne, en d'autres termes à la prescription dans son sens étymologique : indication, conseil, ordre donné. Voilà ce qu'était la prescription pendant des siècles : l'attention portée au patient. Et puis elle est devenue l'ordonnance. Par métonymie, d'abord, l'ordonnance étant un élément de la prescription, cette dernière en est venue à désigner aussi la première. Mais petit à petit, l'ordonnance s'est substituée presque complètement à la prescription. Aujourd'hui, on glisse rapidement aux patients une ordonnance précisément pour éviter de prescrire. Le médicament a remplacé le conseil. Parce qu'on n'a pas le temps, pas l'énergie, pas la formation, ou parce qu'on croit dur comme fer à l'efficacité des médicaments (on a bien raison), tant et si bien qu'on en néglige l'efficacité de tout le reste (on a bien tort).

Or, pour se persuader de l'importance de « tout le reste », il n'y a qu'à regarder le protocole scientifique établi de longue date pour tester l'efficacité d'un médicament, le protocole en « double aveugle ». Dans une étude en double aveugle, ni le soigné ni le soignant ne sait si le traitement administré est un médicament en bonne et due forme ou un placebo. Pourquoi cette précaution ? Eh bien, parce que la connaissance du traitement, par le soigné comme par le soignant, affecte indubitablement son efficacité. C'est un fait testé, approuvé, connu : le principe de l'étude en double aveugle vise précisément à éliminer l'effet psychologique avant de pouvoir tirer une conclusion quelconque sur l'efficacité d'une molécule. Les composantes psychologiques du soin sont donc, on le voit, une réalité scientifique incontestable, une réalité dont la médecine thérapeutique conventionnelle, la « science médicale » autrement dit, a dû tenir compte afin de fonctionner correctement.

Le lecteur ou la lectrice sagace aura peut-être reconnu l'effet placebo dans cette expression de « composantes sociales et psychologiques ». Il ou elle n'aura pas tort. L'effet placebo a mauvaise presse. On lui associe volontiers des adjectifs péjoratifs, on l'identifie aisément à une arnaque, on imagine des charlatans en train d'en vendre à tour de bras pour des sommes astronomiques. Là encore, on a bien tort. L'effet placebo est une partie essentielle du travail du médecin. Dans certains contextes, il *serait efficace dans 35 % à 60 % des cas*[8]. Déclencher un effet placebo chez un patient, ce n'est peut-être pas soigner, mais c'est toujours *prendre soin.*

Et quand la souffrance d'un patient ne peut pas vraiment se régler à coups de médicaments, que fait bien souvent le médecin prescripteur ? Il prescrit des antidépresseurs.

Devant un patient déprimé, bien des médecins généralistes ne savent pas proposer autre chose que leur prescription médicamenteuse. Ils ne tendent ni une oreille attentive et encore moins leur cœur : non, juste leur prescription, vite écrite, mal écrite. Or, l'efficacité des antidépresseurs, notamment dans le cas des dépressions légères et modérées, est souvent limitée à l'effet placebo[9], qui n'est pas nul et compte beaucoup dans certains cas, mais qui ne justifie pas qu'on les prescrive systématiquement, surtout quand on sait qu'ils provoquent des accoutumances graves.

Prévention ?

Comme le remarquait d'Alembert, codirecteur de l'*Encyclopédie*, dans une lettre à Jean-Jacques Rousseau[10], « la morale est comme la médecine, beaucoup plus sûre dans ce qu'elle fait pour prévenir les maux que dans ce qu'elle tente pour les guérir ». La sentence portait sur une médecine à l'opposé de la nôtre, inefficace, à peine scientifique puisqu'il faudra attendre encore un siècle les expériences de Claude Bernard, l'inventeur de la médecine expérimentale – la médecine moderne. Pourtant, elle est encore vraie aujourd'hui. Nous savons bien mieux éviter les maladies que nous ne savons les soigner.

Je le disais et le redis, car il faut l'avoir en tête, 40 % des cancers sont évitables et pas moins de 80 % des maladies cardiovasculaires. Mettons ces chiffres en perspective dans leur contexte : 480 000 cancers diagnostiqués par an en France, associés à 150 000 décès. Nous pourrions donc collectivement éviter 190 000 de ces diagnostics, et ainsi sauver 60 000 personnes par an. De même, en France, nous enregistrons tous les ans 150 000 accidents vasculaires cérébraux avec leur lot de handicaps séquellaires, d'un coût global moyen d'1 million d'euros. Je n'aurai pas l'indécence de calculer le bénéfice financier d'une politique de prévention adaptée sur ce point et me contenterai du bénéfice humain : 120 000 personnes sauvées de la mort ou de séquelles graves chaque année.

Les principaux facteurs de risque sont très bien identifiés, je les ai déjà cités. Ils sont au nombre de quatre : tabac, alcool, sédentarité, surpoids, auxquels il faudrait ajouter l'exposition à certaines substances toxiques. Si le tabac coûte 120 milliards d'euros à la France chaque année et cause 73 000 décès, il ne rapporte que 13 milliards d'euros d'impôts. L'alcool, de son côté, coûte 120 milliards d'euros par an à la France et provoque plus de 40 000 morts[11].

À ces quatre facteurs de risque, on peut également ajouter l'environnement : chaque année, 8,7 millions de décès prématurés dans le monde sont dus à la pollution, principalement aux particules fines qui provoquent des maladies respiratoires. Pour la France seule, ce nombre atteindrait les 70 000 morts[12].

Mais cette pollution est une figure d'Épinal, elle s'impose immédiatement dès qu'on prononce le mot « pollution », au risque d'en occulter d'autres. Ainsi, en France, 3 millions de salariés subissent des pollutions sonores susceptibles de nuire à leur santé, car l'exposition chronique à certains niveaux de bruit (au-delà de 55 dB) augmente le risque cardiovasculaire et les troubles du sommeil.

Alcool, tabac, sédentarité, surpoids, environnement au sens large : voici cinq leviers simples sur lesquels on pourrait efficacement agir. Pourtant, la prévention, cet énorme gisement d'améliorations possibles dans notre système de soins, est encore trop peu employée, avec seulement 3 % de dotation budgétaire. On pourra moquer tant qu'on voudra les campagnes de prévention, les juger infantilisantes ou totalitaires, tourner en dérision les slogans « manger bouger » pas toujours très porteurs, force est de reconnaître que les efforts en la matière sont encore très insuffisants au regard des enjeux humains et économiques.

Pourquoi ?

Peut-être là encore parce que prévenir, ce n'est pas tout à fait soigner, et que le système de santé est là pour ça et rien d'autre. Prévenir, c'est prendre soin.

« Qu'est-ce que j'ai fait pour attraper ce cancer ? »

C'est une question que le médecin entend très souvent. Elle contient une réaction presque instinctive chez le patient, cette idée que le cancer serait la sanction de quelque chose, d'un comportement déséquilibré ou malsain. Elle est souvent dangereuse. Il n'est pas toujours utile de se culpabiliser parce que, d'une part, parfois on n'y peut rien et que, d'autre part, ce sentiment de culpabilité intervient au mauvais moment. Quand le cancer survient, même s'il demeure essentiel d'adapter ses comportements et de trouver un nouvel équilibre, la culpabilisation est redoutablement inefficace. Elle ronge. Cette question, il faudrait se la poser en amont. Une fois le diagnostic posé, il ne sert à rien de culpabiliser le patient.

« Qu'est-ce que je peux faire pour ne pas attraper de cancer ? »

Voilà une question qu'on n'entend jamais et qui serait pourtant plus efficace. Car oui, il y a des choses à faire. La prévention est une des clés de la vie en bonne santé. On peut être vigilant sur ses habitudes, sans excès. On peut éviter la consommation de produits cancérigènes, la sédentarité nocive, les régimes alimentaires trop déséquilibrés. C'est à la portée de tous, en théorie.

En théorie, parce que, en pratique, ce n'est pas tout à fait le cas.

LA PREMIÈRE CONSULTATION

> *« Vous me donnez un canton peuplé de quelques milliers d'individus neutres, indéterminés. Mon rôle, c'est de les déterminer, de les amener à l'existence médicale. Je les mets au lit, et je regarde ce qui va pouvoir en sortir ; un tuberculeux, un névropathe, un artérioscléreux, ce qu'on voudra, mais quelqu'un, bon Dieu ! quelqu'un. Rien ne m'agace comme cet être ni chair ni poisson que vous appelez un homme bien portant. »*
>
> JULES ROMAINS,
> *Knock ou le triomphe de la médecine*, 1924

Un patient vient voir un médecin pour une consultation. Que savait-il de sa maladie avant de consulter l'expert ? S'il n'a aucune notion médicale, il n'en connaît sûrement pas le nom, pas plus qu'il ne sait en identifier les causes. Pour autant, la maladie a déjà une existence bien réelle pour le malade. Il la vit. C'est une douleur, une gêne, une fatigue, une lourdeur, une souffrance ; autrement dit une qualité, au sens aristotélicien du terme, un qualificatif nouveau et encombrant qui est venu s'ajouter à son quotidien et dont il souhaiterait se débarrasser afin de revenir à son état normal, à son état d'avant, celui de bien portant. La maladie affecte sa qualité de vie, qui est devenue moins agréable. Voilà ce qui le pousse à consulter un médecin.

De son côté, le médecin voit les choses tout autrement. Pour lui, la maladie n'est pas une altération qualitative de sa vie quotidienne, mais une réalité objective qu'il va s'agir de débusquer et, si possible, de *quantifier*, de mesurer, afin de concevoir le meilleur traitement possible. Il va donc interroger le patient (très rapidement) afin de recueillir les informations qualitatives et subjectives qui vont orienter sa recherche, mais ça n'ira pas beaucoup plus loin. Bien vite, il passera à l'auscultation qui sera, si nécessaire, complétée par des analyses (un recueil de données quantitatives) et des examens complémentaires susceptibles d'écarter des diagnostics différents (les « diagnostics différentiels », comme on dit dans notre jargon).

Ainsi, aux yeux du médecin, la maladie ne se joue pas au même endroit que pour le patient. Pour ce dernier, la maladie est un état de la conscience. Pour le médecin, c'est un état des tissus : la maladie existe quelque part, c'est un déchirement, une tumeur, une fracture, une luxation. Son effet dans la conscience du patient lui est parfaitement secondaire, voire inutile, encombrant même parfois.

Le médecin sait bien, d'ailleurs, que le patient pourrait être malade *sans le savoir*. Qu'à rebours de toutes les histoires de malades imaginaires, il pourrait bien avoir face à lui un malade malgré lui. Le cancer se développe le plus souvent en silence durant les premiers temps, c'est ce qui rend les dépistages essentiels puisque la rapidité de prise en charge est un des principaux facteurs de guérison. Ainsi, le médecin est capable de détecter dans les tissus une maladie qui n'existe pas dans la conscience du patient. Cette position de surplomb de la science physiologique sur la conscience du malade a plusieurs implications, certaines excellentes, par exemple la prévention ; d'autres néfastes, comme la distanciation qu'elle implique, la déshumanisation du patient réduit à sa maladie, à son organe, sans que plus jamais sa conscience ne soit prise en compte. La position du médecin expert peut le pousser à perdre de vue l'homme ou la femme qu'il soigne, et c'est ainsi qu'en se contentant d'administrer un traitement, le médecin oublie de « prendre soin ».

Examen clinique, physiopathologie, exploration complémentaire, diagnostic différentiel, traitement. Voici le parcours de soins actuel, le chemin qu'on impose comme modèle aux futurs médecins au cours de leurs études. On ne leur parle pas de la personne, du patient, mais d'une association de symptômes, d'un syndrome qui pointe une maladie.

« Voilà, j'ai posé le diagnostic ! » Il y a une volonté de puissance chez le médecin qui s'enorgueillit d'avoir correctement identifié le déséquilibre des constantes ou l'agent pathogène. C'est ce qui lui permettra de débloquer le traitement symptomatique, celui qui aura un effet sur la physiologie du patient. Mais c'est très incomplet et, surtout, ce n'est pas toujours nécessaire.

Commencer par le patient plutôt que par la maladie, l'écouter, le soulager : voilà ce que le médecin expert négligera souvent, alors que ce simple soulagement permettra la plupart du temps d'aboutir plus rapidement au même résultat que le diagnostic. L'épidémie de prescriptions d'antidépresseurs est une conséquence de cette fascination des médecins pour le diagnostic.

Les symptômes ne sont pas les causes

Sur les 400 millions de consultations qui se déroulent chaque année en France, 50 % sont destinées à traiter les symptômes des maladies chroniques. Les symptômes et non les causes. En gérant ainsi ces maladies, on court à la ruine du système. Il faut passer à la santé intégrative, qui dépossédera en partie les médecins de la propriété de la santé. Il faut casser l'égocentrisme de la médecine. L'humanisme l'exige.

Arrêtons de considérer les patients comme des malades. À force d'identification et d'études, on a chronicisé des déséquilibres et transformé des équilibres instables en maladies. S'ils étaient instables aux yeux de la science, ils ne l'étaient pas forcément pour le patient et il faut maintenant faire avec ces nouveaux « malades », ces malades imaginaires.

C'est le renversement de Molière : le malade imaginaire n'est pas celui qui s'imagine malade, c'est celui qu'on imagine malade ou qu'on rend malade par peur de la maladie. Le phénomène a été amplement constaté durant l'épidémie de Covid-19, une maladie bien réelle, évidemment, au point qu'elle en a déclenché une autre : la peur de la Covid-19, qui est rapidement devenue une maladie en soi. C'est l'« effet nocebo » engendré par l'image mentale, en l'occurrence ici effrayante, qu'on se fait de la maladie : la peur du risque plus que le risque réel.

Un diagnostic fabrique de la peur. Et si cette peur s'ancre profondément, le patient ne sera plus jamais lui-même. Il sera dénaturé. La maladie l'aura réduit à une identité qui n'est pas la sienne. Quand on traite des maladies chroniques, on fabrique des cohortes de patients qui ne sont plus eux-mêmes. Une de mes patientes est venue témoigner à un congrès de cancérologie qui s'est tenu en mars 2022 au Maroc. 58 ans, un cancer du poumon, sous chimiothérapie. Elle était suivie par un cancérologue qui la voyait une fois toutes les trois semaines, ne lui disait pas bonjour, regardait son ordinateur pendant la consultation, l'écoutait d'une oreille, sans interagir, sans jamais sourire. Elle était réalisatrice et elle a arrêté d'écrire, de créer, elle était devenue l'ombre d'elle-même, elle voyait la détresse de son mari, de sa fille. Elle se préparait à mourir. Pour bénéficier d'un autre traitement innovant dont mon équipe a la maîtrise, elle est venue à l'Institut Rafaël. La première fois, à peine assise, elle dépose sur la table les résultats de sa prise de sang, que j'écarte aussitôt et je la regarde, je la vois surprise, craignant d'avoir commis une faute. Je lui dis : « On va commencer par faire connaissance, on va parler. » Nouvel étonnement dans ses yeux. Elle se met à parler et, voyant que je lui laisse le temps, à extérioriser ses peurs. Un médecin coupe en moyenne la parole à son patient au bout de 23 secondes. Or on estime qu'une émotion met au moins 90 secondes à pouvoir être exprimée[13]… Je lui ai demandé de revenir trois jours plus tard et nous avons continué à tisser ce lien. Au bout de trois séances, elle a commencé à revivre, au bout d'un mois elle s'est remise à écrire. Elle s'était perdue, elle s'est retrouvée, elle était de nouveau elle-même. L'incertitude pèse toujours sur ses projets de vie, je ne lui ai donné aucune vérité nouvelle, je n'ai fait aucun geste technique, j'ai juste créé une relation qui lui a permis de reprendre la main. Quand elle est venue témoigner devant ce public de cancérologues, elle a expliqué qu'elle s'était comme réveillée grâce aux mots qu'elle avait entendus.

Toute la journée, nous voyons des gens prisonniers de leur peur et nous arrivons à les libérer par de la disponibilité, de l'attention, de l'écoute… Tenir compte de toutes les dimensions de la santé, psychologique, sociale, affective, oblige à entrer en relation avec le patient. L'idée n'est pas de vivre la maladie à sa place mais d'être en empathie, d'accepter le temps, les questions, les larmes… Tant que le soignant est convaincu qu'il est là uniquement pour traiter une maladie, il reste enfermé dans l'écriture de protocoles médicamenteux, dans la délivrance de médicaments ou de gestes opératoires, persuadé en plus qu'il fait bien le job. C'est cette situation que nous racontent tous ceux qui viennent nous voir pour « un deuxième avis ».

LA DÉFIANCE

Ces dernières années, plusieurs médicaments ont été déremboursés car le service médical rendu, ou SMR, n'était pas jugé suffisant ; des antitussifs, des phlébotoniques, des antidiarrhéiques, dont certains malades, parfois nombreux, estimaient pourtant qu'ils les soulageaient. Mais voilà : ces traitements n'ont pas été considérés comme étant bénéfiques à la santé publique.

Le « service médical rendu »

Le service médical rendu est un critère qui tient compte de plusieurs aspects : d'une part, la gravité de la pathologie pour laquelle le médicament est indiqué (il est ici important de bien différencier la gravité ressentie par le patient et celle décrétée par la société et ses représentants) ; d'autre part, des données propres au médicament lui-même, dans une indication donnée. Ainsi, l'efficacité et les effets indésirables d'un médicament, sa place dans la stratégie thérapeutique (notamment au regard des autres thérapies disponibles) et l'existence d'alternatives thérapeutiques entrent en jeu dans la définition du SMR. Enfin, le dernier critère est l'intérêt pour la santé publique, ce qui est noble mais ne répond pas forcément aux préoccupations directes des patients et patientes.

En fonction de l'appréciation de ces critères, plusieurs niveaux de SMR ont été définis par des experts : important, modéré mais justifiant le remboursement, ou insuffisant pour justifier une prise en charge par l'Assurance maladie. Cette procédure, transparente et juste pour la collectivité, engendre souvent une incompréhension et une méfiance vis-à-vis de notre système de santé de la part d'une partie du public.

Le SMR d'un médicament est mesuré à un moment donné. Il peut évoluer dans le temps et son évaluation peut se modifier, notamment lorsque des données nouvelles, sur lesquelles se fondait l'appréciation précédente, sont produites, ou lorsque des alternatives plus efficaces apparaissent. L'effort de financement par la collectivité doit donc répondre à des critères définis.

Pour parvenir à définir le SMR d'un traitement, il faut engager une recherche coûteuse et méthodique. Toutes les thérapies n'ont pas eu l'occasion d'être évaluées de la même manière. Certains problèmes bien réels pour les individus ne rencontrent jamais les énergies qui permettront de faire aboutir la recherche sur les outils qui les traiteront.

La recherche est majoritairement financée par l'industrie pharmaceutique, qui investit donc uniquement dans des recherches sur des médicaments, qui seront de fait les seuls à incarner le soin. On sait pourtant que ce n'est pas forcément la solution et qu'il existe d'autres approches, plus efficaces, pour traiter les troubles du sommeil par exemple. Ces troubles touchent 30 % de la population française, une ardoise qui se compte en milliards d'euros, en matière de maladies engendrées, de perte de travail, de non-accès à la consommation… Il faudrait évaluer ces approches, ce qui demanderait du temps et de l'argent. Mais aucun industriel du médicament ne va s'y intéresser.

Aujourd'hui, l'agent payeur rembourse donc des soins validés par des études financées par un système qui favorise presque exclusivement le médicament. Et pour poursuivre sur l'exemple du sommeil, on continue à voir arriver de nouveaux somnifères…

Santé individuelle ou collective

La recherche quantitative et la statistique restent l'étalon de cette évaluation. Les études qui en découlent permettent la caractérisation d'un bénéfice thérapeutique qui justifiera son remboursement par la collectivité, au nom de la santé publique.

Mais chaque patient est unique et, de surcroît, s'attache au bénéfice thérapeutique qui lui serait propre ; il perçoit donc les outils lui étant potentiellement utiles comme des thérapies majeures, indépendamment du bénéfice que ces mêmes outils auraient sur autrui, ce qui marque bien la différence entre la santé individuelle et la santé collective, et la différence des enjeux et des critères d'appréciation entre ces deux domaines, qu'on pourrait croire toujours liés et qui ne le sont en réalité qu'occasionnellement.

Les responsables de notre santé collective cherchent à mener des études quantitatives, en engendrant des données mesurables et des informations qui seront converties en chiffres afin d'être comparées de façon statistique. À l'opposé, nombre d'individus perçoivent la recherche de façon qualitative et mettront l'accent sur des données orientées sur eux-mêmes, qu'ils analyseront de manière interprétative et pas forcément statistique. En retour, si chaque individu se réserve le droit de définir le bénéfice qu'il retire d'une thérapie donnée, alors la collectivité peut se réserver le droit d'allouer des financements au remboursement des thérapies qui répondent au bénéfice statistique global.

Personne n'a tort dans cette histoire. C'est, par définition, une question de point de vue, une affaire de référentiel. Mais l'incompréhension est telle que la méfiance s'est installée chez une partie de la population, ce qui constitue un risque pour la solidité de notre socle social et de nos valeurs communes.

Doute utile contre scepticisme dogmatique

Ces dernières années, nous avons eu plusieurs exemples d'une opinion publique défiante à l'égard du progrès scientifique en général, et de la recherche biomédicale en particulier. Cela a contribué à voir émerger des courants antivaccins, anti-médicaments, anti-médecine, etc.[14]

Comme je l'écrivais déjà en juin 2019[15], plusieurs raisons peuvent être évoquées.

L'instrumentalisation de la science et la manipulation de l'information tout d'abord, dont l'exemple le plus emblématique est la vaccination de masse pour lutter contre le virus de la grippe aviaire. En juillet 2009, 94 millions de vaccins ont été commandés en France afin de faire face à la pandémie annoncée de grippe H1N1. Un chiffre astronomique, que la ministre de la Santé de l'époque – qui n'avait pas hésité, à titre d'exemple, à se faire vacciner devant les caméras – avait justifié par les prévisions alarmistes des épidémiologistes. La « grippe A » s'étant finalement et heureusement révélée moins grave que prévu, les Français n'avaient été que 6 millions à se faire vacciner ! Pour écouler ce stock, Roselyne Bachelot avait, dès le mois de janvier 2010, annulé auprès des laboratoires pharmaceutiques la livraison de 50 millions de doses encore non payées. Un dédommagement de près de 48 millions d'euros avait été versé aux laboratoires en contrepartie de cette annulation. 12 millions de doses ont également été données à l'OMS. Dans un rapport daté de 2010, la Cour des comptes avait évalué à 382,7 millions d'euros le coût de ces vaccins pour l'État. 323 morts ont été déplorés (en comparaison, la grippe saisonnière fait plus de 2 000 morts chaque année en France). Les séquelles d'un tel fiasco sur l'inconscient collectif sont démesurées.

La méfiance envers les agences gouvernementales et les institutions, avec la recrudescence d'une idéologie complotiste à grande échelle, est aussi une conséquence des fraudes spectaculaires et des conflits d'intérêts majeurs, comme les scandales sanitaires de Monsanto, l'affaire du Mediator ou celle du Levothyrox… dont les médias et les réseaux sociaux se font de plus en plus l'écho. L'impact de ces différentes « ruptures de confiance » entre les acteurs du progrès scientifique et le public est également démesuré. Néanmoins, cet aspect de la question sort résolument du cadre de cet ouvrage.

Une autre raison tient dans la difficulté à comprendre le raisonnement médical, qui est en grande partie fondé sur une analyse probabiliste aboutissant à la proposition d'une « médecine fondée sur les preuves ». Or, une preuve obtenue à une échelle statistiquement significative sur des populations homogènes est de nature bien plus complexe, non seulement à obtenir mais surtout à appréhender, que l'anecdote d'un lointain cousin qui aurait guéri à l'aide d'une plante rare. Invérifiable mais simplissime.

Enfin, notre société a tendance à se méfier davantage du risque que l'humain engendre, le risque « manufacturé », que du risque naturel. Cela pourrait être l'une des raisons de l'engouement actuel pour les médecines alternatives. C'est principalement ce radicalisme qui empêche le développement serein des médecines non médicamenteuses, qui ne doivent être ni « parallèles » ni « alternatives » mais « complémentaires » et s'intégrer avec les avancées scientifiques dans une démarche globale de prise en charge, qui prend en considération les spécificités et la culture de chacun.

Apaiser ce débat entre la nature et la culture nécessitera des efforts pédagogiques. Malheureusement, ils ne sont pas encore à l'ordre du jour. Nul ne songe à développer une éducation sanitaire et scientifique pour tous. Parallèlement, les démarches statistiques continuent à prédominer de façon exclusive dans la définition du SMR et l'on dénie trop souvent, ou trop rapidement, l'enseignement des richesses de la nature et la personnalisation des approches médicinales, qui mériteraient pourtant de trouver une place.

Ainsi, il faut bien différencier le doute scientifique, utile à tous, du scepticisme dogmatique néfaste à tous. Le doute conduit à rester critique : c'est une vertu cardinale en recherche scientifique et le doute *positif* nous permet d'avancer. En revanche, s'installe de plus en plus souvent un doute *négatif*, radical et toxique, aboutissant à un scepticisme généralisé nuisible. Claude Bernard, le père de la démarche scientifique, séparait bien le doute du scepticisme en sciences et disait : « Le sceptique ne croit pas à la science, il croit à lui-même ; il juge que tout est opinion et que les opinions se valent[16]. » Une science honnête ne nie pas l'incertitude, elle l'intègre pour progresser.

Si nous, professionnels de la santé, souhaitons développer d'autres approches médicinales pour mieux traiter les symptômes et soulager les patients, il faudra cesser d'opposer les procédés et outils technologiques statistiquement validés et ceux en attente d'une démonstration plus fine, utiles à une partie de la population. Je veux parler ici des interventions non médicamenteuses, souvent appelées « médecines douces » ou « complémentaires », celles du moins qui ont fait la preuve de leur efficacité.

LES « FACTEURS LIMITANTS »

J'ai commencé ce chapitre en expliquant en quoi la médecine était une science, avant de nuancer en signalant qu'elle tenait aussi de l'art de l'artisan, voire de l'artiste. Une manière de synthétiser ce vaste débat sur la nature de la médecine, que je ne compte pas trancher ici, serait de déclarer qu'elle est en réalité une « science humaine ».

De nombreux éléments concourent à cette définition. En médecine, il y a trop d'inconnues. Trop d'obstacles, qui ne sont pas tous techniques, loin de là. C'est une matière humaine, pour commencer, sur laquelle les expérimentations sont difficiles, voire impossibles, éthiquement ou techniquement. C'est un domaine extrêmement complexe ensuite, où une kyrielle de facteurs, chacun capable d'adopter une infinité de valeurs différentes, se combinent à des légions d'individus tous uniques.

Tout cela est bien connu, analysé, compris, résolu parfois. La statistique nous permet de dépasser la complexité, le numérique de modéliser nos expériences. Mais il restera toujours un point pour lequel la médecine aura bien du mal à s'affranchir de son irréductible humanité : les limitations intrinsèques du médecin et de son patient. C'est ainsi que les idées fausses véhiculées par des maîtres trop respectés, d'un côté, et la superstition, de l'autre, pourront constituer des obstacles bien plus grands que, par exemple, la difficulté d'enquêter sur le vivant.

Voici ce que j'appelle les « facteurs limitants ».

Potions magiques

Certains remèdes peu conventionnels, ou certaines « potions magiques », peuvent incarner l'espoir de guérison ou de mieux-être. Tous les jours, des patients m'apportent des vitaminothérapies secrètes achetées sur Internet. Ce besoin d'espoir est un point d'ancrage qu'il ne faut pas sous-estimer. La communauté dans laquelle évolue chaque patient véhicule des croyances. La pensée de groupe influe sur les croyances individuelles, qui sont souvent prises pour des vérités. Cependant, ces « certitudes » sont parfois *limitantes*. Elles ferment l'espace des possibles, en particulier les possibilités de traitements efficaces et prouvés comme tels.

Cette foi en des remèdes alternatifs ne pose pas toujours problème, bien sûr. Mais il arrive qu'elle aboutisse à des refus de traitements indispensables ou à des refus de traitements tout court. Et il n'est pas toujours possible de revenir en arrière : une fois qu'on s'est rendu compte que cela ne marchait pas, il se pourrait bien qu'il soit trop tard.

« Ça, ça marche »…

Que faire quand notre mère ou notre ami nous assure que « ça, ça marche » ? (Le « ça » pouvant être remplacé par n'importe quelle thérapie à la mode.)

On peut s'en moquer, juger cela ridicule et n'en faire qu'à notre tête.

On peut leur faire plaisir et aller voir un thérapeute pour bobos, parce qu'on n'a pas grand-chose à perdre.

On peut enfin aller voir ce bobothérapeute et s'accrocher dur comme fer à ce type de traitement, par confiance et loyauté envers sa mère ou son ami.

C'est ce que j'appelle la « loyauté invisible ». C'est un ressort puissant de nos convictions et il est parfois difficile de le distinguer, chez les autres comme chez soi-même. C'est le genre de choses qui nous font nous accrocher déraisonnablement à une explication erronée, même face à des faits contraires, ou qui nous empêchent de chercher au bon endroit les réponses à des questions brûlantes, parce qu'untel a déclaré que ce n'était pas là où il fallait regarder et que nous respectons trop untel pour aller contre sa pensée.

Par ailleurs, à ces travers psychologiques qui viennent brouiller la pratique médicale et sa réception par le patient, il faut encore ajouter les biais cognitifs.

Les fameux biais cognitifs

Un biais cognitif est une distorsion dans le traitement d'une information par l'esprit. Le terme « biais » fait référence à une déviation systématique de la pensée logique et rationnelle par rapport à la réalité. Les biais cognitifs conduisent le sujet à accorder des importances différentes à des faits de même nature. Ils engendrent des paradoxes ou des erreurs dans les raisonnements ou les jugements.

Certains sont inévitables, cependant. Avant qu'on ne lui annonce un cancer, un patient en a une perception propre, dépendante de son histoire personnelle et de sa culture. Cette perception est unique, forcément différente de celle de son médecin et des soignants qu'il rencontrera durant son parcours. Cela forme un biais originel dans la conception de sa propre maladie, dont il ne pourra jamais se départir totalement.

Souvent, le patient chez qui on diagnostique un cancer occulte de son esprit toutes les personnes de son entourage qui en sont guéries et qui pourraient lui donner de l'espoir. Il se rappelle essentiellement ceux qui sont morts ou qui ont rechuté. C'est le « biais d'endogroupes ou d'exogroupes », ou biais de sélection. Apprendre de l'expérience des autres est primordial, y compris quand il s'agit d'expériences positives. Il faut s'efforcer de ne pas disqualifier d'office toutes les expériences qui contrediraient nos préconceptions.

Tout le principe d'un choix thérapeutique est de définir un risque et de proposer un traitement qui, bien qu'ayant des effets secondaires, présente un bénéfice supérieur aux risques. Or de nombreux patients surévaluent les risques, ce qui contribue à augmenter nettement leur niveau d'anxiété et rend parfois le discours explicatif du médecin inaudible de premier abord. Il s'agit du « biais de surinterprétation des risques », relié à l'imaginaire de chacun. C'est aussi un mécanisme de défense. On se prépare au pire pour se satisfaire d'une situation future qui sera moins qu'idéale.

Le patient vient voir le médecin dans un état de santé altéré. Il a conscience de la maladie, mais n'en connaît souvent pas l'étendue – ce qu'il peut craindre –, et il a des idées préconçues des traitements. Pour lui, la maladie est un des éléments qui constituent sa qualité de vie, qui est elle-même le produit d'un équilibre fragile entre de multiples aspects de l'existence : biologique, psychologique, social, économique, sexuel, culturel, religieux, etc.

Face à cela, l'examen du médecin correspond à une tentative de simplification de ce système complexe (la santé du patient) comportant une quantité astronomique de données entretenant des équilibres multiples. Il tente d'aller vers un ensemble de données immédiatement accessibles, un seul équilibre : l'organe atteint, les constantes physiologiques. Et cette transition du complexe au simple, le soignant l'effectue sous la contrainte des facteurs limitants.

Fort de ma propre expérience professionnelle, je pense que la quantification et la simplification d'un problème ne sont pas toujours les bonnes stratégies à adopter. Chaque patient est un modèle en soi. Si on parvenait à imaginer soigner des individus complexes plutôt que des maladies simples, on progresserait déjà.

L'écart entre la simplicité d'une maladie et la complexité de l'individu : voilà le sujet que notre système de santé actuel ignore à peu près totalement !

2
QU'EST-CE QUE LA SANTÉ ?

« La physiologie, qui explique les phénomènes de la vie, constitue une science en quelque sorte intermédiaire qui prend ses racines dans les sciences physiques de la nature, et élève ses rameaux jusque dans les sciences philosophiques de l'esprit. Elle paraît donc naturellement destinée à former le trait d'union entre les deux ordres de sciences, ayant son point d'appui solide dans les premières, et donnant aux dernières le support qui leur est indispensable. »

CLAUDE BERNARD, discours de réception
à l'Académie française, 1869

On l'a vu, l'objet de la médecine, dans l'état actuel de notre système de soins, est la maladie et non le malade. C'est là qu'elle fait fausse route.

S'il n'y avait que la maladie, le travail du médecin serait bien plus simple ! Le problème, c'est que beaucoup de confrères et consœurs s'en contentent aujourd'hui. Par facilité, par manque de temps, par pression économique parfois. Le patient, c'est compliqué. Ça coûte cher. C'est changeant. La maladie, c'est plus simple. Ça se soigne. Seulement, rien ne dit qu'après le traitement de la maladie, le patient sera guéri.

De fait, nombre de patients se plaignent, à juste titre, de ne pas avoir entendu le mot « guérison » de la bouche de leur médecin. Selon l'Organisation mondiale de la santé, la guérison est le retour au bien-être mental, physique et social qu'on avait avant la maladie ; quand bien même la maladie serait traitée et aurait disparu, le sentiment de peur consécutif qui s'est souvent installé et les dégâts collatéraux subis sur le plan professionnel, social ou encore affectif empêchent la plupart du temps les patients de se sentir complètement guéris. Ils sont durablement fragilisés.

Ce n'est pas le médecin qui peut décréter la guérison, c'est le patient qui la ressent, celui dont la maladie a disparu et qui retrouve ainsi l'accès aux « équilibres de vie antérieurs » ou, pourquoi pas, à des équilibres améliorés, à une augmentation de sa qualité de vie – j'y reviendrai, car c'est possible et même souhaitable.

Un problème se pose alors immédiatement au soignant, qui se voit en quelque sorte dépossédé de son rôle de juge, au profit du patient. Si ce n'est plus à lui de décréter qu'un état est normal ou pathologique, lui qui dispose de tout un arsenal de mesures quantitatives précisément conçues pour évaluer les états de santé, comment cela pourrait-il être au patient de décider, sentir, savoir qu'il est guéri ? Son appréciation mêlera nécessairement des éléments objectifs, tels que la douleur, des éléments subjectifs, tels que le plaisir retrouvé à telle ou telle activité ou la peur de la rechute, et des éléments mi-objectifs mi-subjectifs, comme la fatigue, un état notoirement difficile à quantifier.

Le devoir du soignant, naguère cantonné à son expertise vis-à-vis de la maladie et à son rôle de juge de la santé des organes, s'enrichit ainsi d'un nouvel élément : il se voit chargé de guider chaque patient, philosophiquement et psychologiquement, parfois même spirituellement, vers la guérison, conçue non plus comme un état objectif, mais comme un chemin, le parcours de soins.

Cette approche multidimensionnelle, toujours anatomique et physiologique bien sûr, mais enrichie d'aspects multiples issus des autres champs du soin, des autres formes de thérapie, lorsqu'elle est prise au sérieux, implique de profonds changements dans la prise en charge globale de chaque patient. Elle exige que le système de santé ne se contente plus de traiter des individus mais se mette enfin à en prendre soin, pour mieux les guérir.

DU MALADE AU PATIENT

Les gens, c'est compliqué. Les malades, c'est plus simple. On peut les chosifier, les réduire à leurs organes, à leurs dysfonctionnements. Mais la pathologie s'étend en réalité bien au-delà de la physiologie.

Le médecin doit apprendre, malgré son expertise, à ne pas décider à la place du patient. Il ne doit pas prétendre mieux connaître que son patient l'impact de la maladie. La médecine est née de la maladie et non le contraire : ce n'est pas une science de bien portants qui viendrait apprendre aux ignorants qu'ils abritent des pathologies.

C'est le patient qui vient au médecin, la plupart du temps. En tant que tel, c'est au patient de conserver l'initiative, tout au long de cette relation qui l'unira à son médecin. C'est à lui que doit revenir la décision de la clore, de la réengager ou de la prolonger. Le médecin répond à une demande de soins. Dès lors que la demande cesse, son rôle est de se retirer.

Tout cela pour dire – et redire, car c'est le point fondamental – que l'objet de l'activité du médecin ne devrait pas être la maladie, mais le patient lui-même.

D'une part, parce que chaque malade est différent, unique par son anatomie, sa psychologie, son statut social, ses relations familiales. Chacun et chacune écoute son corps, lui répond et en tient compte à sa manière. Et chaque corps réagit, se défend et s'équilibre à sa manière.

Actuellement, face à des pathologies toujours plus standardisées, le médecin est poussé à traiter le patient de façon toujours plus standardisée. Une tumeur de telle taille, à tel endroit, à tel stade de développement appelle tel traitement. Seulement, agir de la sorte conduit à négliger complètement la spécificité du patient, de son corps, de son esprit et de la relation qu'entretiennent ces deux pôles en lui.

« C'est grave, docteur ? »

Comment savoir ?

Mesurer les constantes habituelles ne donne, au mieux, que des statistiques de survie à douze mois, à cinq ans, à dix ans, en fonction des traitements. Ce n'est certainement pas inutile, c'est même indispensable pour pouvoir élaborer des traitements, des médicaments et des protocoles de soins. Mais ce n'est certainement pas suffisant. Surtout, ce n'est pas adapté à une situation individuelle mais à une vision globale, statistique, de la maladie. Et contrairement à ce qu'on pense souvent, même les patients, les statistiques ne permettent pas d'élaborer des prédictions, car face au médecin, c'est un individu qui se tient et non une cohorte de patients.

D'autre part, la maladie n'est qu'une composante parmi d'autres de la santé du patient, je veux dire de sa santé totale. Une composante parfois importante, susceptible de tout bouleverser dans les cas les plus graves, mais une composante quand même et non la totalité de son être et des conditions de son bien-être. Soigner parfaitement une maladie pour aboutir à un effondrement psychologique, ce n'est pas prendre soin !

BIEN-ÊTRE PHYSIQUE, PSYCHOLOGIQUE, SOCIAL, SEXUEL

On entend souvent, en médecine, l'expression de « silence des organes » comme une bonne définition de la santé. C'est ce qu'explique si bien Paul Valéry dans son « Discours aux chirurgiens » :

« Nous vivons sans être obligés de savoir que cela exige un cœur, des viscères, tout un labyrinthe de tubes et de fils, tout un matériel vivant de cornues et de filtres, grâce auquel il se fait, en nous, un échange perpétuel entre tous les ordres de grandeur de la matière et toutes les formes de l'énergie, depuis l'atome jusqu'à la cellule, et depuis la cellule jusqu'aux masses visibles et tangibles de notre corps. Tout cet appareillage enveloppé ne se fait soupçonner que par les gênes et les douleurs qui s'y engendrent çà et là, qui s'imposent à la conscience, et qui la réveillent en tel ou tel point, interrompant ainsi le cours naturel de notre fonctionnelle ignorance de nous-mêmes[17]. »

Selon cette définition de la santé, on serait, en somme, en bonne santé lorsque rien ne nous fait mal, qu'aucune douleur, aucune gêne ne nous perturbe. C'est une notion doublement fausse.

Fausse, d'une part, parce qu'on sait bien qu'une tumeur ou une maladie dégénérative peut se déclarer bien avant de perturber ce silence. C'est même tout le principe des actions de prévention, des mammographies, des coloscopies et autres : substituer à la conscience imparfaite de son corps la précision des instruments modernes. Dans le cas des tumeurs, repérer ainsi la maladie avant qu'elle ne vienne à la conscience est le meilleur moyen de la traiter.

Fausse, d'autre part, parce que les organes ne font pas tout. Comme j'espère l'avoir bien montré, la santé est multidimensionnelle, elle ne saurait être réduite aux seuls aspects physiques.

Une personne sur trois quittera ou perdra son travail dans les deux ans après un diagnostic de cancer. On pourrait penser que ce n'est pas un problème de santé. Ce n'est pas mon cas. La détérioration de l'image de soi, la perte de confiance, la dépression qui s'ensuit souvent et l'isolement social sont des maux dont il convient de prendre soin. Certes, ce ne sera pas là nécessairement le travail d'un médecin. Mais c'est, indéniablement, un élément de la santé, du bien-être général et donc une composante d'un parcours de soins complet.

De même, que dire d'un traitement qui abolit tout désir sexuel chez le patient ? Une fois la maladie disparue, le patient sera-t-il guéri ? Ma réponse est non, pas tant que son désir n'est pas revenu. À ce stade, le patient n'a pas achevé son parcours de soins, qui consistera à atteindre ce bien-être complet dont la composante sexuelle ne saurait être exclue.

Le cancer est une maladie qui fait peur. Il est vrai qu'il a des caractéristiques effrayantes. Il n'est pas gros, mais il peut grossir. Il est guéri, mais il peut revenir. Il n'est plus ici, mais il pourrait revenir ailleurs. L'état de tension psychologique prolongée dans lequel il plonge les patients ne devrait pas être négligé dans sa prise en charge. Il l'est encore bien trop souvent. Les consultations de psychologue ne sont que très rarement conseillées par le médecin, qui se contente de soigner la tumeur et oublie son patient. Encore une fois, la médecine se focalise sur la maladie, presque au détriment du malade.

La santé est un état complet de l'être, pas une qualité dissociable, qu'on pourrait avoir ou ne pas avoir selon les cas.

LA SANTÉ COMME ÉQUILIBRE ?

Le réflexe du médecin, face à un patient atteint d'une pathologie, est de traiter celle-ci comme un déséquilibre qu'il conviendrait de compenser en lui administrant un traitement, comme on cherche à dissiper la fièvre en avalant du paracétamol. C'est une vision que j'estime réductrice, trop centrée sur la pathologie.

Dès lors qu'on considère la santé comme un état complet, complexe, un ensemble de différentes composantes, on s'aperçoit rapidement que la compensation d'un seul déséquilibre risque de passer à côté d'autres déséquilibres créés ailleurs.

Un cancer ne se contente pas de déstabiliser la physiologie d'un organisme. C'est tout l'individu qu'il perturbe, et il le bouscule d'une telle façon qu'aucun traitement purement curatif ne saurait le rétablir. Il atteint l'estime de soi. Il dégrade le statut social. Il perturbe la vie sexuelle. Il change la relation de la personne à son environnement. Bref : il n'a rien d'une frappe chirurgicale, c'est un bombardement. Aucun médicament ne peut traiter tout cela.

Dans ce genre de cas, compenser les déséquilibres physiologiques ne suffit plus du tout ; il faut chercher et concevoir ensemble – patient, famille, thérapeutes, et je mets le pluriel à ce terme – les équilibres nouveaux que le malade pourra trouver. Trouvez un équilibre et vous retrouverez la santé ; voilà ce que le médecin devrait dire à son patient. Cela lui donnerait un rôle actif et un horizon.

Le mot « équilibre » donne l'impression qu'il s'agit d'un état fixe, mais ce n'est pas le cas. C'est un état stable, comme un cycliste : il est en équilibre parce qu'il est en mouvement. S'il s'arrête, il tombe. L'équilibre du vivant tient compte des contraintes et permet l'action. Quand un déséquilibre apparaît, il arrive qu'il la paralyse. C'est là que le médecin doit agir.

On parle en médecine d'« homéostasie » pour décrire cet équilibre propre au vivant, qui consiste à maintenir un ensemble de facteurs dans une gamme de fonctionnement qui permettront à l'organisme d'évoluer, de se mouvoir, de se reproduire.

L'homéostasie est un mouvement. Elle est par nature le contraire de l'immobilité, de la stabilité absolue de tous les facteurs. Pour le médecin, elle représente un vrai défi, qui exige non pas une bonne connaissance, mais un regard acéré. On pourra ici revenir avec profit à Georges Canguilhem, philosophe et médecin, pour qui la santé était avant tout, non pas une norme, mais un état suffisamment équilibré et stable pour que l'individu en pleine santé puisse s'adapter à de multiples situations. La santé, selon Canguilhem, est le pouvoir de rectifier les déséquilibres qui surviennent et de persévérer dans ses équilibres malgré les obstacles multiples que la vie leur oppose. C'est ainsi que l'individu sain se trouve capable d'*imposer ses normes*, de faire fonctionner son organisme selon les rythmes qui lui conviennent, plutôt que de devoir changer, et donc tomber malade au moindre déséquilibre.

Cela mérite peut-être quelques explications.

Si la santé était une norme, il suffirait au médecin de mesurer les constantes physiologiques, de s'assurer qu'elles se situent toutes dans les normes acceptables et, sinon, de les corriger en administrant un traitement. De la fièvre ? Paracétamol pour la faire tomber. De l'hypertension ? Prenez donc un hypotenseur. C'est absurde et c'est pourtant ainsi que notre système conçoit actuellement la santé : le médecin soigne. Il commence par identifier des déséquilibres (c'est le diagnostic) et, cela fait, il leur applique des recettes connues (le traitement) afin de ramener le patient dans une fourchette physiologique acceptable (la disparition des symptômes), ce qui est considéré comme une guérison.

Seulement, la réalité est tout autre, comme nous l'a enseigné l'histoire du pouls de Napoléon.

Napoléon avait une pulsation cardiaque autour de 40 battements par minute, bien en dessous de la norme. À l'époque, c'était une valeur qu'on considérait comme pathologique (ou exceptionnelle, si on voulait être agréable à l'empereur). Pourtant, si, « avec quarante contractions à la minute, un organisme suffit aux exigences qui lui sont posées, c'est qu'il est sain, et le nombre de quarante pulsations, quoique vraiment aberrant par rapport au nombre moyen de soixante-dix pulsations, est normal pour cet organisme[18] ».

L'organisme de Napoléon, parfaitement sain, parvenait simplement à imposer sa norme. Mieux : c'est à quarante pulsations qu'il était en équilibre. Évidemment, comme il était empereur, il était facile de respecter le caractère normatif de sa constitution, de s'émerveiller de cet organisme exceptionnel dont il disposait. Mais s'il avait été un vulgaire citoyen ?

J'aimerais que notre système de soins accorde autant de déférence à tout un chacun. Qu'il s'intéresse, pour chaque individu, à son fonctionnement particulier, à l'équilibre qu'il a créé pour vivre en bonne santé. Qu'il quitte les généralités des abaques, des instruments mécaniques, des tables de calculs et rentre dans le détail de l'être.

Selon Canguilhem, parler de santé « normale » ne peut s'entendre que chez un individu donné. C'est une appréciation individuelle, qui repose sur le vécu du patient considéré. Si Napoléon s'était plaint de vertiges incessants, de malaises, d'essoufflements rapides, sans doute qu'un médecin aurait pu s'intéresser de près à ces quarante battements. Mais puisque ce n'était pas le cas et que l'empereur vivait dans le « silence des organes », il faut bien admettre que, chez certains, cette valeur aberrante peut être parfaitement *normale*, du moins parfaitement compatible avec les besoins de l'individu, avec son propre sens de la santé.

Chaque patient admet sa propre normalité, son propre équilibre. Tenter de calquer sur un individu une normalité statistique issue d'une étude réalisée sur un vaste éventail de personnes n'a aucun sens. La santé n'est pas une norme, sans quoi, à la question « est-ce que je suis guéri ? », le docteur pourrait répondre par oui ou par non, et nous avons bien vu que ce n'était pas le cas.

Qu'est-ce alors qu'une pathologie, selon le philosophe autant que médecin qu'était Canguilhem ?

« Si donc le normal n'a pas la rigidité d'un fait de contrainte collective mais la souplesse d'une norme qui se transforme dans sa relation à des conditions individuelles, il est clair que la frontière entre le normal et le pathologique devient imprécise[19]. »

Je ne lui fais pas dire ! Et c'est bien toute la difficulté de l'exercice et la raison de ma question. Si on considère le normal comme propre à chacun, que penser du pathologique ? Est-il lui aussi propre à chacun ? Est-ce que normal et pathologique se trouveraient en quelque sorte sur un même continuum, sur lequel chaque individu viendrait se placer, en un lieu particulier ?

Pas vraiment, selon Canguilhem : « Mais cela ne nous ramène nullement à la continuité d'un normal et d'un pathologique identiques en essence, aux variations quantitatives près, à une relativité de la santé et de la maladie assez confuse pour qu'on ignore où finit la santé et où commence la maladie. La frontière entre le normal et le pathologique est imprécise pour des individus multiples considérés simultanément, mais elle est parfaitement précise pour un seul et même individu considéré successivement*[20]. »

Nous n'avons pas tous les mêmes besoins. Mieux encore, nous n'avons pas tous les mêmes besoins au même moment.

Je crois, avec Canguilhem, que la question de la santé ne peut se régler que dans un rapport direct avec le patient. Il est impossible de rationaliser une façon de soigner, la même pour tous, en tout lieu et en tout temps. Les actes de soin seront toujours des décisions délicates et précises, propres à un patient, à son contexte, à son organisme bien sûr mais aussi à son bien-être psychologique, familial, culturel.

Je me souviens de cette femme d'une trentaine d'années, venue me voir après une hystérectomie. La médecine avait beaucoup dépensé pour elle : une opération coûteuse, des traitements lourds, qui devaient facilement atteindre

* C'est-à-dire à différent moments de son existence.

la centaine de milliers d'euros. Selon la science, elle était « soignée ». Seulement, personne ne s'était enquis de son désir de maternité, à présent vide de sens. Pas une seule séance de psychothérapie ne lui avait été prescrite à ce sujet. Si tout avait dû continuer de la sorte, cette femme aurait probablement vécu toute sa vie sous antidépresseurs dûment remboursés. La médecine voulait la guérir, mais la médecine ne prenait pas soin d'elle.

Nous n'avons pas les mêmes besoins à 30 ans et à 50 ans. À maladie égale, à traitement égal, telle femme sera guérie et telle autre, non. Cette jeune trentenaire aurait sans doute bien mieux vécu son traitement si elle n'avait pas voulu d'enfant, ou si elle en avait déjà eu. Lui a-t-on seulement proposé de différer l'opération pour cette raison ? Lui a-t-on laissé ce choix ?

Canguilhem prend l'exemple moins dramatique d'une femme en hypotension, qui ne découvre son état qu'à la faveur d'un séjour à la montagne, lui provoquant des troubles neurovégétatifs. « Nul n'est tenu, sans doute, de vivre en altitude », nous dit-il. Seulement, nous n'avons pas toujours le choix. L'hypotension de cette femme ne lui posait donc pas tant problème parce qu'elle sortait de la norme, mais parce qu'elle ne pouvait pas imposer à son corps n'importe quelles conditions de vie : elle avait perdu en *normativité*.

« Nous devons dire en conséquence que l'état pathologique ou anormal n'est pas fait de l'absence de toute norme. La maladie est encore une norme de vie, mais c'est une norme inférieure en ce sens qu'elle ne tolère aucun écart des conditions dans lesquelles elle vaut, incapable qu'elle est de se changer en une autre norme. Le vivant malade est normalisé dans des conditions d'existence définies et il a perdu la capacité normative, la capacité d'instituer d'autres normes dans d'autres conditions[21]. »

Ou encore : « La maladie est une expérience d'innovation positive du vivant, et non plus seulement un fait diminutif ou multiplicatif. Le contenu de l'état pathologique ne se laisse pas déduire, sauf différence de format, du contenu de la santé : la maladie n'est pas une variation sur la dimension de la santé ; elle est une nouvelle dimension de la vie[22]. »

Et, un peu plus loin, ce très joli résumé : « Il n'y a pas de désordre, il y a substitution à un ordre attendu ou aimé d'un autre ordre dont on n'a que faire ou dont on a à souffrir[23]. »

Tout est dit et bien dit. C'est pour cela que je me permets d'abondamment citer Canguilhem. J'aimerais que la médecine s'inspire un peu plus de cette conception de la maladie et de la santé, pourtant déjà ancienne. J'aimerais que la médecine conçoive enfin chaque patient en fonction de ses équilibres propres, plutôt que de traquer les maladies partout, quitte à les multiplier. J'aimerais qu'elle s'intéresse avant tout à la santé, plutôt qu'à la maladie. C'est ce que je tente de faire, à l'échelle de l'Institut Rafaël.

Nous avons, en France, l'Assurance maladie. J'aimerais que nous ayons plutôt une assurance santé…

3
UNE NOUVELLE FAÇON DE SOIGNER

« L'art de la médecine est de distraire le malade pendant que la nature le guérit. »

VOLTAIRE

Une étude réalisée sur plus de 1,5 million d'hospitalisations aux États-Unis a montré que la mortalité est plus faible, ainsi que le taux de réhospitalisation trente jours plus tard, quand le patient était suivi par une femme plutôt que par un homme et ce quelle que soit la sévérité du mal[24]. Le traitement par un homme entraîne 4 200 morts supplémentaires, pour 1 million d'hospitalisations.

Quelque chose m'intéresse particulièrement dans cette étude : les femmes médecins y étaient en moyenne plus jeunes et moins expérimentées que les hommes. Ce n'était donc pas une affaire d'expertise. Ce n'était pas une affaire de technique. C'était une affaire de présence et d'écoute. Les femmes étaient plus attentives à leur patient en tant qu'individu et moins focalisées sur le seul traitement de la maladie. Elles s'étaient émancipées de la dimension technique de leur art, sans l'oublier bien sûr, mais en la dépassant, pour s'intéresser à ce qui devrait être l'objectif de tout soignant : le patient, par-dessus la maladie. Le patient au complet, le patient en tant qu'individu et pas seulement sujet de soins.

On voit là clairement les limites du médecin expert, tellement spécialisé dans sa maladie qu'il ne distingue plus le patient, qu'il ne l'écoute plus. Dans cette étude, les femmes médecins, moins spécialisées, ont tout simplement montré plus d'empathie. C'est leur empathie qui a mieux guéri les patients. Comme le dit le biologiste de l'évolution Michel Raymond, qui s'est notamment intéressé aux interactions profondes entre santé et lien social : « Traité avec plus d'empathie, un patient guérira mieux[25]. »

LA PRÉSENCE

La présence est un enjeu. C'est un facteur clé de la guérison.

Il est de bon goût de railler l'homéopathie dans les milieux scientifiques, mais si tant de patients plébiscitent cette forme de « médecine alternative », c'est parce qu'ils y trouvent quelque chose qui leur manque chez leur médecin généraliste. Et ce quelque chose, c'est la présence. Un homéopathe passe en moyenne entre une demi-heure et une heure avec son patient, contre quinze minutes pour le médecin généraliste. Dans quel cas le patient se sentira-t-il considéré comme un être à part entière, un être social plutôt qu'un sujet d'étude ou un porteur de maladie ? Quand il aura en face de lui un médecin qu'il sentira *présent*, là pour lui.

On pourra trouver le même genre d'effet dans un grand nombre de médecines dites « alternatives » et qui devraient être vues comme « complémentaires » ; entre autres : acupuncture, sophrologie, psychothérapie, homéopathie. Toutes ont en commun ce respect porté au patient en tant qu'être social à part entière, qu'il s'agit donc de *considérer*. Sans doute certaines n'agissent-elles pas plus qu'un placebo, ce qui est déjà beaucoup en vérité. Et cela fait parfois la différence.

Dans l'homéopathie comme dans la psychanalyse, le médecin joue un rôle majeur pour accélérer la guérison de son patient, et il est même le seul à jouer un rôle, pourrait-on dire, en l'absence de traitement. Contrairement à la médecine curative où le médicament aura par lui-même un effet démontré, l'homéopathe, lui, ne pourra prescrire que des gélules de sucre, alors il se concentre sur la présence. Et dans certains cas, particulièrement quand on l'associe à d'autres formes de thérapie, cette présence fait des miracles. J'assume le terme.

Cette présence, qui longtemps a été sa seule arme, la médecine curative l'a oubliée en route. Sous prétexte qu'elle dispose à présent de traitements médicamenteux, elle a oublié l'âme et elle a jugé bon ou, du moins, elle a pensé possible de s'en dispenser. Ce que la médecine a gagné en sciences depuis bientôt deux siècles, elle l'a perdu en humanité.

J'aimerais toutefois apporter un contrepoint à ma propre argumentation. Durant le confinement d'avril 2020, les consultations en présence ont été encore plus rares. On effectuait 10000 téléconsultations par mois avant la Covid-19, on est passé à 1 million au mois d'avril 2020. La téléconsultation s'est généralisée. Il n'est pas certain que la qualité des soins en ait été dégradée. La téléconsultation implique une présence moindre, certes, mais elle a malgré tout des avantages, dont un principalement : cela a contribué à combattre chez les médecins le *dogme de l'examen*. Quand on effectue une téléconsultation, il devient difficile d'écouter son stéthoscope plutôt que le patient ! La téléconsultation se fait en se regardant dans les yeux. Ce n'est donc pas toujours, en tout cas pas pour tous les médecins, une perte de présence : cela peut même être un gain.

L'ÉCOUTE

Ce n'est pas tout d'être présent, encore faut-il que cela se traduise par l'attention portée. Trop souvent, l'écoute fait défaut au médecin. Actuellement, un médecin passe moins d'une minute par jour avec la famille des patients hospitalisés…

C'est ainsi qu'est né le mythe du « médecin de campagne », dépourvu de technicité mais riche en écoute, qu'on a drapé de l'aura de « vrai médecin » précisément en raison de son dépouillement, par opposition au « médecin de ville » avec ses accès au scanner, aux radios et qui écoutera beaucoup moins les patients. Mais ce sont deux illusions d'efficience qui ont fait beaucoup de mal.

La véritable écoute est une écoute active, une attitude, une posture philosophique vis-à-vis de la santé. À l'heure actuelle, un patient qui va mal risque de se voir rapidement prescrire des antidépresseurs plutôt que de bénéficier d'une oreille attentive, ce qui aurait été bien plus efficace.

LE DIALOGUE

Une dame de 90 ans entre dans mon cabinet. Très élégante, dans son joli tailleur bien coupé, maquillée avec soin, les lèvres passées au rouge. « Chaque matin, je vais à la piscine », me dit-elle. « Je marche beaucoup, deux heures, je fais aussi du vélo d'appartement. » C'est une femme active, sociale. Pas du tout prête à lâcher prise.

Il y a cinq ans, on lui a enlevé le pancréas à la suite d'une tumeur.

La tumeur est réapparue ailleurs. Elle avait déjà vu quelqu'un, un autre médecin. Il lui avait annoncé qu'il ne la traiterait pas, que c'était trop tard.

J'engage la discussion, nous parlons de sa vie, de ses enfants. Elle a un fils de 60 ans, lourdement handicapé. « Il a besoin de moi, il a toujours eu besoin de moi. » Je comprends rapidement. Ce n'est pas qu'elle se refuse à mourir, elle le sait bien, qu'elle mourra. Elle a 90 ans, je ne vais pas lui apprendre la vie. Mais elle ne se résout pas à abandonner sans combattre. Ce serait abandonner son fils au profit de la mort. Inconcevable.

Je suis en désaccord profond avec le médecin qui a refusé de la traiter. Ce n'est pas ma conception du soin. Ce n'est pas ça, la médecine. Cet homme a pris une décision unilatérale, hémiplégique, en accordant à sa seule vision d'expert le monopole de la vérité sur cette situation difficile. Il n'aurait pas dû. Dans ce genre de cas, il faut parler, entendre, écouter : dialoguer.

« Combattre et mourir, c'est la mort détruisant la mort ; mourir en tremblant, c'est rendre lâchement à la mort le tribut de sa vie. » Dans *The Life and Death of King Richard*, l'évêque de Carlisle, sous la plume de Shakespeare, encourage ainsi un roi frivole et pleutre à affronter son adversaire (sans succès). Cette dame faisait ainsi preuve du courage qui sied à une reine. Encore fallait-il lui parler et l'écouter pour s'en apercevoir, et ainsi rééquilibrer la balance entre le médecin expert et le soignant attentif.

Je citerai ici un autre cas qui illustre le dialogue nécessaire entre le médecin et son patient. Une femme qui rechute après un cancer du sein et qui cette fois refuse le traitement, trop lourd, trop dur, trop de mauvais souvenirs. Tous les médecins qu'elle rencontre sont hostiles : pour eux, c'est le traitement ou rien. Le traitement ou la mort. Ils refusent de « prendre soin ».

Selon moi, il faut se mettre à sa place. Comprendre d'où elle vient. Ne pas la braquer ni lui faire revivre, dès la consultation, des moments difficiles. Aller pas à pas. Détricoter. Gagner sa confiance. Analyser les rapports de force cachés, les croyances limitantes, les loyautés invisibles, les incertitudes. Et l'interroger à ce sujet pour lui permettre de s'en libérer quand elle le peut, de leur rester fidèle quand elle le doit. *Dialoguer*.

Il nous revient ensuite de prendre une décision, qui dépendra d'une analyse objective bien sûr, mais aussi d'une prise de position subjective, elle-même lourde de nos propres biais, qu'il faudra donc analyser pour nous permettre de prendre du recul.

LE DILEMME DE LA DÉCISION

Mme Y., âgée de 68 ans, patiente du service de cancérologie, vient d'entrer dans un coma superficiel. Il y a trois ans, on lui a diagnostiqué un cancer du sein métastatique, ce qui signifie que la maladie, initialement cantonnée à un organe, s'est propagée à d'autres parties du corps, formant des localisations secondaires. On parle dans ce cas de « cancer de stade 4 ». Ce n'est pas un cancer qu'on sait guérir. Les soins – puisque, comme on l'a déjà amplement discuté, il faut bien dissocier les soins de la guérison – sont alors dirigés vers le bien-être et le confort. Ils permettent de contrôler la tumeur, parfois durant plusieurs années. Pour cela, Mme Y. a déjà reçu trois lignes de chimiothérapie, en clair, trois protocoles successifs sur quelques mois.

Ce matin-là, elle a perdu conscience. Ses enfants sont présents à l'hôpital et l'aîné demande au médecin de tout faire pour la sauver. Que va-t-il faire ?

On pourrait résumer son choix, de manière un peu caricaturale, à ce simple dilemme :

- Arrêter les soins. Les prolonger constituerait une obstination déraisonnable.
- Envoyer Mme Y. en réanimation, ce qui implique de l'intuber, un traitement lourd.

Peu de médecins prennent toujours la même décision, ce qui est heureux. Tous les cas sont différents. Un médecin qui déciderait systématiquement de réanimer se rendrait bien souvent coupable d'acharnement thérapeutique, tandis qu'un médecin qui ne réanimerait jamais se montrerait bien frivole avec la vie de ses patients.

En revanche, le médecin, face à Mme Y., pourrait tout de même appliquer une ligne de conduite établie au regard de considérations générales, selon une liste de critères prédéfinis, comme celle-ci :

- Au-delà de la troisième ligne métastatique, les traitements ont une faible probabilité d'efficacité.
- La réanimation d'une personne présentant des comorbidités n'a pas un bon rapport coût/bénéfice. Le coût est très élevé (à la fois pour le patient et la société) et le bénéfice faible.
- Une réanimation complexe, sur un corps affaibli, peut entraîner des handicaps.

Dans ce cas, et avec cette liste, le médecin décidera de ne pas réanimer.

Mais il n'est pas tenu de disposer de ce genre de méthode bien arrêtée et il pourrait tout aussi bien, dans ce cas, écouter d'abord ce qu'auront à dire les proches du patient, qui d'ailleurs seront bien souvent en désaccord sur la question. Un désaccord qui pourra même donner lieu à des conflits durables, certains souhaitant la poursuite des soins actifs, d'autres l'abstention thérapeutique. Les uns comme les autres peuvent par ailleurs s'appuyer sur des directives anticipées du patient, quand elles existent.

Le médecin pourra aussi décider de s'adapter avant tout à la situation particulière dans laquelle il se trouve. Tous les patients sont différents, toutes les situations valent la peine qu'on les analyse. Ainsi, il pourrait s'appuyer sur la personnalité de Mme Y., qu'il aura pu voir souffrante, sans espoir, handicapée et déprimée, ou au contraire joyeuse et combative, pleine de projets, accrochée à la vie, à sa famille, à ses passions.

Quand je la présente comme ça, on voit bien quelle est ma position. Cependant, malgré cela, peut-on toujours considérer qu'il revienne à une personne, fût-elle médecin, de donner une valeur à la vie ? De décider en empereur si telle ou telle existence mérite bien d'être vécue ? C'est une question vertigineuse.

Concernant Mme Y., je vais encore plus loin. Un médecin de grande expérience, le plus possible dégagé des biais cognitifs (difficilement évitables par nature) inhérents à ce genre de situations dramatiques, imaginerait probablement des scénarios encore différents.

Un épisode aigu d'hypercalcémie, provoqué par des métastases osseuses, serait à l'origine du coma. Avec une hydratation et des soins simples, celui-ci pourra se résoudre. Le médecin doit-il adopter une attitude différente suivant la cause du coma, qu'elle soit une atteinte viscérale, qui gêne tout le fonctionnement de l'organisme, ou un épisode métabolique aigu, donc potentiellement réversible ? Dès lors, ce n'est plus une question pour les proches. Il n'est plus question de dialogue. C'est l'affaire d'un médecin face à sa responsabilité et à son expertise, qu'il ne doit jamais oublier. Mais même après cette analyse « experte » demeurera la question centrale, pour la patiente et ses proches. Le cancer sera toujours là. Ce soin apporté ne la guérira que du coma. Le dialogue doit donc s'engager dès que possible sur la suite.

De même, un cancérologue averti sait bien que, dans plus de 25 % des cas, une quatrième ligne de traitement anticancer est efficace. Pourquoi ne pas la tenter ? Que signifie ce chiffre de 25 % ? De quelle manière doit-on l'analyser ? Que décider sur cette base ? Les traitements ont un coût, certes, mais la vie n'a pas de prix.

Comme on le voit, ces situations critiques et cette décision vitale, au premier sens du terme, nécessitent une discussion éclairée, et ce de façon systématique. Éclairée par la science, par l'expérience, mais aussi par l'écoute, l'observation et l'empathie. La remettre entre les mains d'un unique médecin me paraît pour cette raison hautement problématique, même s'il demeure bien sûr un rouage indispensable. Car ici s'opposent tout simplement le respect de la vie et le droit de mourir dans la dignité. Toute situation est un cas particulier, qui pour cela exige des points de vue variés, exigeants et compréhensifs.

LA CONFIANCE

Pour un patient, s'en remettre à un médecin, dévoiler ses sentiments intimes, dire des choses confidentielles, nécessite de la confiance. C'est pour moi un des enjeux majeurs de la relation entre soignants et soignés et en être digne permet de mieux soigner. Ce n'est que lorsque ce sentiment, toujours fragile, est installé que le médecin sera en position de convaincre son patient. La confiance est un atout considérable pour la guérison car le patient s'engage véritablement dans son processus.

Il a été démontré que la confiance d'un patient dans le personnel médical conduit à un soulagement de sa douleur, une amélioration de sa satisfaction et de sa qualité de vie. Forte de cette preuve, la médecine ne peut se passer d'un constat : la confiance dans les thérapeutes doit être une exigence du traitement. Elle est déjà posée comme un principe dans les directives éthiques et les codes professionnels.

Qu'est-ce que la confiance ?

La confiance est définie comme « un état psychologique caractérisé par l'intention d'accepter la vulnérabilité, sur la base de croyances optimistes sur les intentions (ou le comportement) d'autrui[26] ». Dans l'étymologie latine, le verbe « confier » (du latin *confidere* : *cum*, « avec », et *fidere*, « fier ») signifie qu'on remet quelque chose de précieux à quelqu'un, en se fiant à lui et en s'abandonnant ainsi à sa bienveillance et à sa bonne foi. Cette origine souligne les liens étroits qui existent entre la confiance, l'espoir, la foi, la fidélité, la confidence, le crédit et la croyance.

Je me souviens de ce jeune homme sous chimiothérapie qui, parce qu'il n'avait pas été écouté par l'équipe qui s'occupait de lui, a perdu confiance en son projet de soins. Mais il ne voulait pas mourir pour autant. Il était perdu. Il est venu me voir en désespoir de cause. En l'écoutant, en répondant aux questions posées avec ses mots à lui, j'ai recréé un lien. Il a de nouveau eu envie de croire en un protocole de soins.

Pour autant, la confiance du patient à son médecin ne doit pas être absolue et aveugle. Surtout pas ! Nous avons tous, à un moment de notre vie, pour nous-mêmes ou un proche, connu un soignant, une soignante qui n'a pas été fiable, qui n'a pas porté l'attention nécessaire, qui a été trop pressé, trop brusque, trop fermé pour réellement prendre soin, bref, qui ne s'est pas montré digne de confiance.

C'est ce qui peut pousser certains patients à s'éloigner, parfois durablement, de la médecine. Une déception ressentie, un contact glaçant avec l'hôpital, un traitement inefficace pourront même finir par assombrir l'idée qu'on se fait de la science elle-même, à laquelle on privilégiera alors exclusivement les méthodes douces, les para-sciences jusqu'à se laisser entraîner dans les dérives sectaires. La personnalité de chacun peut jouer aussi, à côté de ce vécu en rupture. Certains accordent bien plus facilement leur faveur que leur confiance : pour eux, les soins sont avant tout une question de rapports humains, de « *feeling* ». « Je ne le sens pas, ce médecin. » Par ailleurs, si la confiance ne se réclame pas et se gagne en gouttes… elle se perd en litres ! De multiples traitements réussis seront chez certains oblitérés dans l'instant par une unique prise en charge ratée. À l'inverse de la confiance, la déception est très rapide à s'installer, c'est un état ou un sentiment induit par une insatisfaction ou un échec. En médecine, les raisons d'échecs peuvent être nombreuses, autant que les conséquences potentielles de cette déception provoquée chez le patient. Elle peut être la source d'un stress psychologique à force d'entraîner plusieurs réactions négatives.

Face à ces patients déçus, il s'agira pour les soignants de retisser un lien de confiance, de les ramener à la médecine. Il est cependant difficile de les y forcer : le mouvement ne peut partir que d'eux. C'est une fois ces patients revenus dans le cabinet du médecin que celui-ci se devra d'agir avec cet idéal en tête. Plutôt que d'admonester, il devra comprendre. Accepter leur ressenti. Les écouter. Ce n'est qu'une fois cette confiance réinstallée que ses conseils porteront, ce qui mettra toutes les chances, les meilleures chances, du côté du traitement. Les patients sont comme le fils prodigue : il ne sert à rien de les forcer à revenir vers la médecine, il faudra seulement les accueillir à bras ouverts quand ils s'y décideront.

La confiance dans la relation soignant-patient

Pour avoir confiance, il faut pouvoir croire en l'autre et accepter le risque de la dépendance. La confiance n'est jamais « neutre ». Elle est néanmoins fondamentale car, sans confiance, difficile d'envisager l'existence même des relations humaines – amour, amitié ou même travail en bonne intelligence – ou, pour ce qui nous concerne plus directement ici, des rapports de soins. Sans confiance, impossible d'envisager l'avenir, de chercher à bâtir un projet qui se développerait dans le temps, comme la prise en charge des maladies chroniques.

Plusieurs variables structurantes jouent un rôle clé dans la création d'une relation de confiance entre soignés et soignants :

- les affinités (les atomes crochus) ;
- la bienveillance, ou le soin qu'un thérapeute prend envers le bien-être du patient ;
- les habiletés, ou la reconnaissance des compétences du thérapeute (le soignant sait de quoi il parle et le patient sait ce qu'il veut) ;
- l'intégrité.

Les deux premières composantes sont considérées comme des variables émotionnelles. Elles relèvent du ressenti de chacun. Les deux suivantes sont en revanche des variables cognitives. Elles sous-entendent une évaluation rationnelle, des deux côtés de la relation.

Le rapport de confiance que certains patients entretiennent avec leurs thérapeutes peut être une force, une source d'énergie pour supporter l'inconfort et les contraintes du traitement. Cela peut aussi être vu comme un problème dès lors que les soins sont effectués au sein d'un collectif. En effet, d'une part, les variables émotionnelles de la confiance se compliquent, puisque le patient devra ressentir des affinités avec chacun de ses membres, tandis que tous ceux-ci devront se montrer bienveillants et, d'autre part, les variables cognitives s'avèrent plus difficiles à estimer, puisque plus disséminées.

La confiance entre soignants

La clé pour que la confiance fonctionne au sein d'une équipe de soins est de confier un patient nous faisant confiance à un autre soignant en qui l'on a confiance. La chaîne de confiance est fondamentale dans un réseau de soins, c'est elle qui fait sa force. En matière de compétences techniques, de cohérence dans le discours, de comportement humain, cette relation de confiance entre soignants d'horizons divers n'a rien d'un inconvénient, bien au contraire : c'est un ciment.

La confiance en médecine est un outil fondamental, c'est la clé de prises en charge thérapeutiques de qualité. Cette confiance entre les soignants et les soignés a autant d'importance que celle qui doit s'installer entre les thérapeutes dans le cadre d'un parcours de santé, un service de soins collectif. J'aurais aussi pu parler de la confiance en soi des thérapeutes, mais cela m'éloignerait quelque peu du cœur de l'ouvrage.

LA RESPONSABILITÉ ÉMOTIONNELLE DU MÉDECIN

Comme viennent de le rappeler ces quelques réflexions sur la confiance, la relation du médecin au patient est asymétrique. C'est un expert qui parle face à un béotien qui se livre. Une méfiance peut naître de cela, un éloignement volontaire de toute parole d'expert. La « fête aux croyances » qu'on observe actuellement en est un effet, les « antivax » ou « anti-Big Pharma » par exemple. C'est au médecin d'amorcer le changement dans ces cas-là. « C'est votre choix, votre corps. Vous voyez le traitement comme votre ennemi, pas votre allié. Sauriez-vous me dire pourquoi ? » Lors de la première consultation, le patient n'est jamais lui-même. Il jauge et se fait jauger. C'est un mauvais moment pour exercer son autorité, pour lui imposer quoi que ce soit. Il faut le laisser revenir, informé cette fois.

La légende (car c'en est une) du médecin chinois qui ne serait payé qu'une fois ses patients en bonne santé va dans ce sens, le sens de l'idéal. La médecine comme accompagnement, le médecin allié, presque ami. En plus d'insister sur les aspects de prévention et de dépistage, bien trop négligés comme on l'a vu, cela substitue à l'examen ponctuel quelque chose qui pourrait se rapprocher du « parcours santé », qui pourrait se prolonger toute la vie du patient. Deux tiers des patients souffrent encore des effets du traitement ou de la maladie cinq ans après… Après un cancer dévastateur par exemple, le médecin aura encore à gérer les séquelles psychologiques, la peur de la rechute, de la récidive. C'est une thérapie sentimentale à enclencher, un soin de l'âme aujourd'hui complètement étranger au travail du médecin.

À l'Institut Rafaël, les coordinatrices chargées du suivi des patients, de leur parcours complet au sein de l'Institut, ne sont pas des médecins et peuvent déterminer à la première rencontre le profil et le type de médecin qui suit tel patient. Elles en lisent, en quelque sorte, la signature dans l'état émotionnel de la personne qu'elles rencontrent, dans son rapport à la maladie, à son état de santé, à sa façon de parler, de se présenter. C'est l'expression de l'art du médecin, son empreinte sur le patient.

À « maladies égales », certains patients seront en bonne santé ou malades, selon le médecin, qui exerce finalement deux métiers en un : expert pathologiste et expert relationnel. Je crois que le juste diagnostic, à tous les sens du terme, doit viser entre ces deux pôles. Il doit adopter *la bonne forme*.

En effet, maîtriser sa technique médicale est bien utile, mais reste insuffisant pour satisfaire pleinement les patients. Il faut y ajouter la forme, qui est loin d'être un simple emballage.

De nombreux médecins se comportent comme si leur valeur ajoutée était exclusivement corrélée aux données scientifiques qu'ils maîtrisent. Pourtant, l'impossibilité d'absorber l'intégralité des informations scientifiques contenues dans les 3 000 articles publiés chaque jour dans *PubMed*, la principale base de données dans le domaine de la santé, devrait inspirer l'humilité. Comprendre les enjeux émotionnels de la consultation médicale, les humeurs des patients, les mécanismes de la pensée humaine ainsi que les biais cognitifs sont les clés de la réussite de cet exercice humain asymétrique. En consultation médicale, il n'y a pas qu'un sachant et un patient, mais deux êtres humains qui se croisent, le plus souvent autour de sujets aussi délicats que profonds. Le patient en souffrance n'a pas les mêmes attentes que le médecin, qui est là pour le comprendre et le soigner. Les deux à la fois. Comprendre pour le médecin signifie être ouvert aux émotions de son patient ou de sa patiente. Promenons-nous dans nos cerveaux, afin d'y déceler les trésors cachés de nos esprits.

Lire les émotions et les sentiments

L'émotion est une réaction neurophysiologique aiguë et passagère, qui dure quelques minutes. Contrairement à ce qu'on entend souvent, elle n'est ni positive ni négative, mais elle peut être *ressentie comme* positive ou négative. Il arrive souvent que l'émotion soit accompagnée de manifestations physiques : des sensations (rougir, palpiter...), qui elles-mêmes peuvent être exprimées ou refoulées.

Le sentiment est un état affectif plus chronique, qui peut durer quelques années. Il peut être composé d'émotions paradoxales, par exemple la colère envers quelqu'un qu'on aime. Le sentiment comporte un véritable ancrage, c'est un état pérenne ou, du moins, qu'on peut pérenniser.

Certaines émotions sont visibles, d'autres ne le sont pas, c'est aussi le cas en consultation médicale. Les sentiments sont en général plus intérieurs. Certaines émotions se confondent ou se nuancent. Par exemple, l'émotion sociale du mépris emprunte certaines expressions au dégoût. Les émotions sociales fabriquent des mécanismes culturels de régulation. Nos comportements s'adaptent à nos ressentis, alors que nos ressentis dépendent de nos interactions avec des objets qui contrôlent nos émotions. C'est ainsi que la télévision, Internet ou encore les préceptes sociaux ou religieux guident nos actions, parfois en sous-main.

Décoder les émotions est parfois difficile, surtout quand elles sont réprimées. Au premier abord, cela dépasse l'instant et l'enjeu d'une simple consultation médicale. Peut-être est-ce pour cette raison que tant de médecins renoncent. Ils ne vont pas appréhender le patient sur d'autres plans que l'aspect purement médical, ils ne vont pas aller au-delà du sacro-saint examen diagnostic. Ajouter à cet autrui qui se tient en face d'eux, un individu parfois en grande détresse, une dimension sociale et culturelle serait lui donner du « corps » au-delà de son corps, ce qui pourrait déranger ce que certains appellent le « recul nécessaire », cet exercice de distanciation protectrice. Le problème, c'est qu'ils n'ont pas le choix, en réalité. Un soignant, pour bien faire son travail, est tenu d'établir une connexion émotionnelle avec ses patients.

Je me rappelle cette dame de 62 ans, prise en charge pour un cancer du sein et qui est en rémission. À chacune de ses consultations de surveillance, tous les ans, elle revient habitée du même sentiment : la peur de la rechute, la peur de mourir. Bien que sa mammographie soit normale – ce que son radiologue lui a déjà annoncé –, elle ressent viscéralement cette peur que la consultation vient réactiver plutôt qu'elle ne l'apaise. Pour cette patiente, si le médecin se contentait de dire « la mammographie est normale, tout va bien », la consultation serait un échec. Elle en ressortirait toujours effrayée, peut-être plus effrayée qu'en y entrant, un état propice au développement de différents problèmes. Autrement dit : elle ne se sentirait pas guérie. Le soin aurait échoué.

Le médecin prend souvent le pouls artériel pour donner des comprimés destinés à traiter un risque cardiovasculaire. Qu'en est-il du pouls émotionnel ? Nous ferions mieux de décoder les émotions des patients, pour traiter leurs sentiments bien ancrés, tels que la peur de cette patiente. Le traitement doit aller plus loin que la physiologie, pour plonger dans le psychologique et l'émotionnel, quitte à s'en remettre à un autre spécialiste plus à l'aise en ces affaires. Le traitement de ces patients rongés par une émotion spécifique ne peut être que sentimental. Leur prescrire des antidépresseurs n'est pas la solution. C'est pourtant souvent ce qu'on fait. Des exemples comme celui-là, j'en connais hélas beaucoup.

Parfois, en se combinant utilement, les souvenirs passés, l'imagination, le raisonnement et les sentiments donnent lieu à l'émergence de réponses affectives nouvelles, à des émotions différentes. La nature se sert des émotions pour une bonne raison : elles ont des fonctions biologiques précises. Ce sont elles qui motivent nos actions, nous permettent de communiquer avec les autres et nous informent sur notre environnement. Le médecin et son patient doivent en tirer parti et construire le cadre relationnel propice à atténuer certains sentiments négatifs, à acquérir les ressources nécessaires pour mieux ressentir les émotions positives, car elles sont indispensables à une meilleure santé. Elles seront des guides sur le chemin de la guérison.

L'humeur et l'environnement émotionnel

« Le pessimisme est d'humeur ; l'optimisme est de volonté. »

ALAIN, *Propos sur le bonheur*, 1925

Certaines réactions régulent les émotions sociales et les ajustent. Elles constituent les émotions d'arrière-plan, qui définissent l'humeur. Ainsi, pour améliorer l'humeur d'un patient, éviter les conduites cognitives inadaptées comme le déni, réduire l'intolérance de l'incertitude, il faut travailler sur l'environnement émotionnel de la consultation. C'est tout aussi vrai pour l'humeur du soignant, sur laquelle le patient influe beaucoup et qu'on néglige pourtant régulièrement. Cet environnement émotionnel dépend du cadre physique de l'entretien, mais surtout de la posture d'écoute, des expressions corporelles, du champ sémantique employé, ainsi que de la considération qu'on porte à l'autre. Il y a eu beaucoup de réflexions dans la profession sur le cadre des « consultations d'annonce », comme celles où le patient s'entend dire qu'il a un cancer : en quelle couleur peindre les murs par exemple. Rien de probant n'en est sorti. Les murs ne vont pas parler à votre place. Je préfère me concentrer sur la relation soignant/soigné. Bien sûr, l'environnement a un impact, c'est pourquoi, à l'Institut Rafaël, nous avons choisi un lieu neutre et apaisant ; il n'a certes pas la chaleur d'une maison, mais cela ne ressemble pas pour autant à un hôpital.

Il faut être deux pour interagir. On attend du patient qu'il nous considère aussi comme une personne et pas seulement comme un médecin. Nous, soignants, sommes aussi des êtres humains. Alors, pour nous protéger, nous érigeons des barrières, parfois trop hautes, parfois pas assez. Au fil du temps, nous apprenons à les ajuster. Cela est peu enseigné dans les facultés de médecine.

L'humeur ressentie lors d'une consultation médicale peut être exceptionnelle ou encore habituelle pour le patient, ce dont il faudra prendre conscience. Et il en va encore de même pour le soignant. L'humeur est ainsi une forme d'émotion d'arrière-plan, qui peut laisser la place à d'autres émotions, durablement ou de manière transitoire. Elle peut être régulée de façon interne ou externe. Par exemple, le tempérament, l'état de santé perçu, les émotions prépondérantes du moment, comme le découragement ou l'enthousiasme, sont autant de régulateurs de l'humeur.

Pour colorer l'humeur du jour, une palette d'émotions est à notre disposition. Nous avons les émotions primaires : la joie, la tristesse, le dégoût, la colère, la peur et la surprise. Mais aussi les émotions sociales : la sympathie, l'embarras, la honte, la culpabilité, l'orgueil, l'envie, la gratitude, l'admiration, l'indignation ou le mépris.

Popularisée par Hippocrate, le père de la médecine, « la théorie des humeurs » est l'une des bases de la médecine antique. Selon cette théorie, le corps serait constitué des quatre éléments fondamentaux – l'air, le feu, l'eau et la terre – possédant quatre qualités : chaud, froid, sec ou humide. Par exemple, le feu est chaud et sec, l'air est chaud et humide. Ces éléments, mutuellement antagoniques (l'eau et la terre éteignent le feu, le feu fait évaporer l'eau), doivent coexister en équilibre pour que la personne soit en bonne santé. Tout déséquilibre mineur entraînait, selon Hippocrate, des « sautes d'humeur », tandis que tout déséquilibre majeur menaçait la santé du patient.

Pour les anciens, ces quatre humeurs avaient un sens. Les bileux (chauds et secs) étaient plutôt enclins à la colère. Les flegmatiques (froids et humides) étaient calmes, imperturbables, réputés pour garder leur sang-froid contrairement aux sanguins (chauds et humides). Tout était pour eux une question de « juste mesure ». On tombait malade si les rapports entre le chaud et le froid ou le sec et l'humide se déséquilibraient. Ce déséquilibre était provoqué par l'interaction entre un facteur interne, comme la constitution propre de chaque individu, et des facteurs externes, tels que le climat, l'alimentation, l'exercice et les traumatismes.

Les découvertes scientifiques postérieures ont totalement discrédité cette approche pour de multiples et bonnes raisons : la totale méconnaissance du rôle des organes, la circulation sanguine inconnue, la méconnaissance de la chimie de base… Cette théorie a conduit à la mise en place de diagnostics et de traitements farfelus, rendus célèbres dans toutes les satires médicales, de Molière à Jules Romains. La saignée en est, par exemple, une conséquence directe, car son but était de « chasser » les humeurs, alors que, dans les faits, il était largement plus probable de tuer le malade en lui administrant un tel traitement.

Cependant, il y avait quelque chose de suffisamment attirant, de suffisamment explicatif dans cette théorie d'Hippocrate pour qu'on la conserve encore de nos jours dans notre vocabulaire courant ; car, si les humeurs n'ont pas grande importance scientifique (autre qu'épistémologique ou sous le rapport de l'histoire des sciences), elles sont un outil puissant dans les relations humaines. Ainsi, un médecin pourra entendre par un patient que le mauvais temps explique sa mauvaise humeur, quand d'autres apporteront systématiquement le beau temps dans son cabinet. Toutes ascientifiques qu'elles soient, les humeurs acquièrent en consultation une importance particulière. Ce que la médecine moderne persiste à ignorer.

Au-delà des émotions…

Au-delà des émotions, nos mécanismes de pensée sont eux-mêmes parfois biaisés. Ainsi, nous avons tous tendance à juger de l'importance d'un sujet en fonction de la facilité avec laquelle nous le retrouvons dans nos souvenirs. Or, cette réminiscence est souvent fonction de l'étendue de la couverture médiatique, plus que de l'impact individuel.

Le Prix Nobel d'économie Daniel Kahneman a écrit de beaux ouvrages sur les différentes pensées. La « pensée rapide » englobe les deux variantes de la « pensée intuitive » : la « pensée experte » et la « pensée heuristique » (l'art d'inventer, de découvrir), ainsi que les activités mentales entièrement automatiques que sont la perception et la mémoire. La pensée rapide est intuitive et émotionnelle. La « pensée lente », ou délibérée, est logique et réfléchie. Elle est plus en rapport avec l'expérience subjective de l'action, celle du choix et de la concentration.

La pensée rapide, que Kahneman appelle le « système 1 », est plus influente que notre expérience, « le système 2 »[27]. Nous pensons aisément par association, par métaphore, par causalité, tandis que le passage aux statistiques nous est plus difficile et bien moins intuitif (de là découlent les multiples erreurs de jugement que nous commettons dès lors qu'il s'agit d'envisager des grands nombres et des probabilités). Demandez à un médecin s'il faut prescrire cette chimiothérapie et il vous répondra oui ; en revanche, demandez-lui le pourcentage d'efficacité de cette chimiothérapie dans les dernières études, et la réponse sera bien plus laborieuse à venir.

Notre confiance excessive dans ce que nous croyons savoir et notre incapacité à admettre l'étendue de notre ignorance et de notre incertitude sont des clés de compréhension de nos comportements. Sous ce rapport, tout se passe comme si nous avions deux « soi », le « soi » qui expérimente, qui vit dans le présent, et le « soi » qui mémorise, qui tient les comptes.

Nos illusions de la pensée et nos illusions cognitives influencent aussi beaucoup nos réactions. La pensée rapide a appris à lire et comprendre les nuances des situations sociales. Elle est capable de soumettre des intuitions, des suggestions et des sentiments à la pensée lente, qui en fera des convictions, des impulsions ou des actions délibérées. Répétez plusieurs fois la même information à quelqu'un, cela entrera dans sa pensée rapide par cette recherche mémorielle directe. Ces informations seront suggérées à la pensée lente, plus réfléchie, qui se chargera alors d'en faire des croyances. C'est un mécanisme simple d'endoctrinement, qui n'a rien de scientifique et qui a pour conséquence de faire passer pour des savoirs certaines croyances invérifiables, par un jeu de transmission de pensées.

Les soignants aussi ont des biais cognitifs

J'ai déjà évoqué les biais cognitifs côté patient, j'aimerais ici dire deux mots de leur réalité côté soignant. Ils sont en effet nombreux, les connaître et les traquer permet de s'en prémunir dans une certaine mesure et de les désamorcer chez le patient. Il est très utile de savoir les identifier dans des situations cliniques.

À l'annonce d'un diagnostic de cancer, le soignant est tenu de se rappeler qu'il a en face de lui un homme ou une femme qui s'est déjà formé une idée de « sa » maladie. Il doit considérer cette représentation mentale singulière et l'interroger à ce sujet. Cela permettra d'améliorer le dialogue. Médecin comme patient, nous pensons tous à travers le filtre de nos propres biais cognitifs. Le cancer reste synonyme de mort annoncée pour beaucoup au moment du diagnostic alors que c'est une maladie dont on peut parfaitement guérir et dont une majorité de patients guérissent bel et bien. Il est du devoir du soignant de travailler contre cette peur primaire, de proposer immédiatement une autre vision du cancer dans l'esprit du patient ainsi qu'un projet de vie, dès la première consultation. C'est ainsi que je m'efforce, que nous nous efforçons, à l'Institut Rafaël, de faire du parcours du patient un chemin pour la vie, plutôt qu'un combat contre la mort. Ce tout petit changement de perspective peut paraître anodin mais il est en réalité d'une grande importance.

Quand on leur annonce un cancer, nombre de patients imaginent qu'il est déjà trop tard, que la maladie se diffuse déjà en eux à grande vitesse. Nous devons tempérer ce sentiment délétère chaque fois que c'est possible. Par exemple, quand la maladie est localisée et qu'elle peut guérir avec un traitement conservateur, sans forcément de chimiothérapie générale.

Rares sont les patients qui, pour se protéger, minimisent l'expérience de l'annonce du cancer, par excès de confiance. En revanche, certains se réfugient dans le déni. Si les membres de l'entourage réagissent avec calme, cela peut rassurer et, réciproquement, le degré de stress de l'entourage peut en rajouter au patient atteint. Le soignant ne doit pas négliger cela. Expliquer clairement le projet de soins est aussi important que de l'expliquer à ses proches, des personnes de confiance.

Pendant les traitements, après la phase d'annonce, qui est parfois un moment de révolte (« Pourquoi moi ? »), arrive l'acceptation. Après quelques semaines de traitement, le patient peut se sentir soudain bien vivant, quand son esprit, quelques jours auparavant, se voyait déjà mort à brève échéance. Mais cette prise de conscience de la possibilité bien réelle de la survie, *a priori* positive, est parfois brutale, y compris chez des patients qui avaient rejeté leur maladie au moment du diagnostic. Une fois la maladie bien acceptée et le traitement en place, ils font parfois preuve d'une impatience irrationnelle. Ils souhaitent accélérer les traitements, ils ne supportent plus ce présent qui gâcherait un futur meilleur. À nous, soignants, de tempérer leur enthousiasme sans jamais le doucher. C'est un travail d'équilibriste.

Il arrive que les patients se détournent de leur peur, celle de mourir prématurément, en focalisant sur une peur satellite. On l'appelle le « biais de concentration ». Il concerne les effets secondaires ; souvent, c'est la perte des cheveux qui, à elle seule, peut totalement occulter les bénéfices attendus des traitements. C'est dans des cas comme ceux-ci qu'un parcours de soins qui ne se limite pas à la maladie prend tout son sens : pour ce type de patients, le travail d'un coiffeur ou d'un esthéticien est de première importance pour sa guérison.

Les scénarios de diagnostics et de prises en charge des cancers sont aussi divers que le sont les patients et patientes. Des entretiens réguliers pour connaître chacun et leur réinsuffler de l'énergie positive sont nécessaires. Le travail des médecins et des professionnels paramédicaux est aussi de fournir des informations utiles. Des approches médico-psychologiques par profil de patient peuvent être efficaces. Par exemple, certains préfèrent être soumis à une autorité ou à un protocole qu'ils ne comprennent pas pour guérir de leur maladie incomprise. D'autres estiment au contraire qu'un traitement incompris marcherait moins bien sur eux, ils veulent comprendre pour mieux évaluer, mieux concevoir la situation et accepter leur maladie et les méfaits de leurs traitements.

Certains patients vivent un dédoublement, ils m'expliquent seulement « habiter » leur corps le temps des traitements, corps qu'ils regardent alors avec une grande distance. Il faut lutter contre cette séparation de l'esprit et du corps, qui peut être source de dépression.

Que nous soyons malades ou soignants, de multiples biais cognitifs influencent nos ressentis, tout en nous aidant à maintenir notre équilibre émotionnel. Et après tout cela, une fois la maladie passée, la santé revenue, chacun racontera son histoire à sa façon.

Les enjeux des consultations médicales dépassent le simple échange de conseils fondés sur un savoir scientifique ou une expertise. L'interaction d'un soignant et d'un soigné s'inscrit dans un cadre culturel et émotionnel. Si traiter la maladie est important, prendre soin de chaque patient et de son projet de vie l'est tout autant. Chaque échange est le fruit d'une mécanique mentale, souvent incomprise, imprégnée de nombreux biais cognitifs et d'approximations. Les contraintes aléatoires de ces relations asymétriques entre les soignants et les soignés nécessitent du temps d'échange et un renforcement des expertises relationnelle et émotionnelle. La médecine est bien un art, décidément, et non une science exacte et rationnelle. C'est ce qui me pousse à agir pour qu'elle l'assume.

Exister dans le regard de l'autre

Quand on leur pose la question de ce que nous pourrions améliorer dans notre système de soins, les patients émettent souvent le même reproche. Ils disent manquer de considération, de respect et de reconnaissance de la part des soignants et des médecins.

« Je me sens comme un numéro dans cet hôpital », « On m'a annoncé le traitement sans me regarder », « On n'a pas daigné me dire la vérité »... Ces critiques fréquentes à l'encontre des soignants amènent à réfléchir sur ce que sont les marques de considération, dont nombre de patients déplorent le manque.

La clé de voûte de notre équilibre personnel réside bien souvent dans le sentiment d'exister chez l'autre. C'est un besoin existentiel au premier sens du terme : se sentir exister dans le regard d'autrui. Et les façons d'y parvenir sont toujours les mêmes : la considération, la reconnaissance, la compréhension, l'écoute, l'amour.

Aimer son prochain comme soi-même n'est pas une idée franchement nouvelle. Elle date de Moïse au mont Sinaï. Je ne reviendrai pas dessus (même si j'apprécierais de la voir mieux appliquée). Je ne suis pas un prophète, je suis un médecin. C'est donc en médecin que je m'exprimerai et l'amour n'est pas encore tout à fait du ressort de la médecine.

J'ai déjà parlé de l'écoute plus haut dans ce chapitre, qui est la base de la considération et de la reconnaissance.

Toute la technicité que la médecine déploiera ne rattrapera jamais le manque de considération ressenti par le patient. Il n'y a pas de symptômes pour nous alerter de cette carence, mais des signaux internes, qu'il faut s'entraîner à dépister. Comme lorsqu'un cil nous gratte, posé sur notre joue, et porte notre attention sur la cause d'une gêne, la douleur est l'appel, dans notre conscience, de l'ordre qui cherche à se rétablir.

La considération est l'attention portée envers quelqu'un ou quelque chose, à ne pas confondre avec l'estime ou l'appréciation favorable vis-à-vis de quelqu'un ou de quelque chose, qui dépend plutôt de la compréhension.

La considération, elle, n'a pas besoin de comprendre. On peut être en parfait désaccord avec quelqu'un, on peut mépriser ses idées, penser par exemple qu'il fait une grave erreur en refusant tel ou tel traitement, cela ne nous dispensera jamais de lui porter de la considération, de le reconnaître en tant qu'être humain, probablement souffrant.

La considération se concrétise par des égards qu'on témoigne. Il n'y a pas de déférence, aucune notion de valeur particulière autre que la valeur de l'être en lui-même.

On peut considérer autrui, ou se considérer soi-même. Parler de la considération à porter à un patient n'est pas hors sujet, même s'il en est rarement question en faculté de médecine. La dévalorisation de l'image de soi chez les malades influence leur guérison. Ces cas sont fréquents lorsqu'il existe une altération de l'image corporelle, induite par exemple par les effets physiques d'une chimiothérapie. Le besoin de considération et de reconnaissance est alors accru et peut devenir crucial dans le processus de guérison. Le soignant peut faire renaître la considération que le patient avait perdue pour lui-même.

En droit, la reconnaissance est un acte unilatéral par lequel un État accepte de considérer qu'une situation ou un acte produit des effets. En soins, la reconnaissance peut être unilatérale également et cela se produit, souvent, en défaveur du patient.

Après l'ère carrément mystique qu'a connu la médecine et l'avènement du darwinisme et de la science, le progrès a toujours été porteur d'une promesse, celle du droit à une pleine santé. Alors que les avancées technologiques sont perceptibles, les patients sont souvent déçus de l'imperfection d'une médecine perçue bien souvent comme plus technique qu'humaine.

« Le dialogue véritable suppose la reconnaissance de l'autre, à la fois dans son identité et dans son altérité », dit un proverbe africain. Le souhait de reconnaissance, que tant de patients manifestent, pourrait s'apparenter à un désir d'une communication plus facile, plus naturelle, plus respectueuse, plus individualisée et plus symétrique, au moins sous ce rapport direct, primordial, du contact humain. Il ne s'agit pas, bien sûr, de contester l'expertise du professionnel, seulement de lui demander de reconnaître (encore !) son patient en qualité d'individu plutôt que de malade (voire de maladie, dans certains cas déplorables).

Mon éducation religieuse a influencé ma conception du rapport à l'autre, ma relation à l'altérité. Les études talmudiques vous disent qu'il faut accepter la part d'inconnu, accepter de comprendre qu'on n'a pas tout de suite accès à tous les degrés de compréhension : d'abord tu fais, ensuite tu écoutes. À partir du moment où on intègre l'inconnu, l'abstraction, où l'on ne prend pas ses convictions pour des savoirs, on résout mieux l'équation humaine. Je me souviens de ce généraliste qui m'a appelé au début de la Covid-19 pour me raconter qu'il avait trouvé la recette contre le virus, il était plein de certitudes. On est à l'inverse de cela.

Il y a assurément des degrés dans la considération. Beaucoup ne vont pas jusqu'au « vivre pour » qui culmine dans l'engagement en faveur d'une cause honorant la vie. Ils en restent au « vivre avec », c'est-à-dire à la coopération au sein d'une communauté restreinte, la coexistence. C'est déjà bien. Les vertus civiques et civiles sans lesquelles la démocratie est fragilisée ne vont pas de soi.

Dans les trois dimensions du vivre – « vivre de », « vivre avec » et « vivre pour » –, la considération n'est jamais acquise une fois pour toutes. La première étape est l'humilité, qui n'est pas une vertu, mais une expérience et une méthode. Elle n'est pas seulement liée à la prise de conscience de ses propres imperfections, mais au rappel de sa condition, celle d'être engendré. Ce rappel, joint à l'expérience de sa vulnérabilité, dépouille l'individu des attributs sociaux, le rend sensible aux autres et le dispose à la compassion. Enfin, l'humilité est nécessaire pour écarter la tentation de la toute-puissance et remettre le patient ou la patiente sur le chemin de la considération. Vous l'aurez lu entre les lignes : pour le soignant, l'humilité est fondamentale.

Le projet personnel d'émancipation et la vie future qu'envisage chaque patient au-delà de la maladie passent par la considération du soignant, je devrais dire des soignants, depuis le diagnostic jusqu'à la convalescence. La convalescence est un état de fragilité qui peut se prolonger longtemps, au cours duquel il ou elle aura encore besoin d'accompagnement et de considération. Sans cela, les êtres sont atomisés ; ils vivent dans une coexistence indifférente, voire dans la défiance, et les passions tristes dégradent fatalement le lien social ou le détruisent. Les êtres humains, y compris dans les démocraties libérales, sont vulnérables aux formes autoritaires et totalitaires du pouvoir, à la domination. Aujourd'hui, la médecine est encore souvent perçue comme un déséquilibre entre le soignant sachant et le patient affaibli ; même si la diffusion de la connaissance tend à rééquilibrer ces rapports.

Certaines versions du serment d'Hippocrate contiennent la phrase : « Je témoignerai à mes professeurs, à mes collègues et à mes étudiants le respect et la reconnaissance qui leur sont dus ; je partagerai mes connaissances médicales au bénéfice du patient et pour les progrès des soins de santé. »

Cet oubli de la reconnaissance mène à des pathologies dont l'origine doit se trouver dans l'absence de réponse aux sollicitations affectives. Par défaut d'attention, le soignant coupe tout lien social et dégrade l'image mentale que le patient se fait de lui-même. La relation à autrui est au centre de la construction de soi comme sujet libre, désirant, agissant, pensant. Quand on est traité en objet, on réagit en objet.

Le patient-sujet peut ainsi « mourir » dans les yeux de ses soignants. Il suffit pour cela qu'il ne soit pas reconnu comme une personne à part entière. La considération comme attention singulière et la reconnaissance comme sentiment construit sont donc les clés de voûte de cette relation soignant-patient.

Je suggérerais volontiers que l'émotion est au sentiment ce que la considération est à la reconnaissance[28] ; le comprendre est un préambule indispensable au crédit qu'on donne à la confiance que nous portent nos patients…

ENTRER EN RELATION

Écoute, dialogue, concertation, confiance, responsabilité, reconnaissance et considération doivent former la base d'une relation soignant-soigné entièrement repensée, résolument tournée vers un retour complet à l'état de guérison, c'est-à-dire au bien-être physique, psychologique, sexuel, professionnel et environnemental.

Il serait donc utile d'envisager les différents modèles que pourrait suivre cette relation, et en particulier le type de communication soignant-soigné qui en découle.

La communication, pour être efficace, doit prendre en compte les différents moments dont le patient a besoin pour accepter son état, pour accepter le diagnostic et l'impact qu'il induira sur son environnement personnel. De même, à d'autres stades de la relation (qui pourront prendre chez le patient des formes de deuil, de déni, de colère, d'acceptation, de résignation et j'en passe) correspondront d'autres méthodes de communication. Et il en ira de même avec sa famille et ses proches.

Apprendre à mieux se connaître dans son rôle de soignant est au moins aussi important que bien comprendre les réactions de ses patients. La relation médecin-patient est le point central de l'humanisation de la médecine. On semble l'avoir oublié.

Jusqu'à présent, il n'existait que deux modèles opposés que je peux, en caricaturant toutefois, rattacher à deux écoles : anglo-saxonne d'une part, latine d'autre part. Il s'agit du modèle informatif et du modèle paternaliste.

Je souhaite dans ce livre en proposer un troisième, plus adapté à une médecine humaniste : le modèle interprétatif.

Commençons par les deux modèles en vigueur.

Le modèle informatif

Le docteur dispense l'information brute, sans suggestion. Le choix est entièrement laissé au patient.

Cette approche peut apparaître froide et désintéressée. Elle peut toutefois se révéler adaptée aux consultations uniques pour un problème ponctuel, aux contours nets, une « fast-médecine » qui ne nécessite pas de tisser de relation approfondie. En revanche, elle apparaîtra toujours trop rude en cancérologie, par exemple.

Ce modèle pragmatique très anglo-saxon a pour but l'autonomisation totale du patient, qui doit avoir le sentiment de tenir son destin entre ses mains et de ne pas s'en trouver dépouillé par un expert ou un système. Il se fonde sur des données purement chiffrées, sans affect apparent. Il est aujourd'hui très répandu dans certaines pratiques. L'exemple canonique de ce type de relations est celui du médecin qui annonce à son patient de but en blanc, lors de la première consultation : « Vous avez 30 % de chance de guérir si vous faites ce traitement, mais le risque de complication est majeur. » Charge au patient de décider ensuite s'il accepte, ou s'il refuse.

La charge émotionnelle est, dans ce cadre, entièrement transférée sur le patient. Le médecin s'en défausse.

Le modèle paternaliste

C'est le modèle autocratique, où le docteur est le savant assumé. Le médecin prescrit, le patient se soumet et exécute les ordres et ordonnances. Il n'y a pas d'échanges d'informations, alors qu'ils seraient parfois souhaitables... Ce modèle plus latin peut être illustré, à l'extrême, par l'exemple de cette patiente qui demande : « De quoi va-t-on m'opérer déjà ? », et se voit répondre : « C'est moi le médecin, je vous l'ai déjà dit et je n'ai pas plus de temps à vous consacrer, rendez-vous mardi prochain. »

C'est une situation qui, rapportée ainsi, paraît inconcevable, elle est pourtant fréquente. Évidemment, ces médecins sont des caricatures, certainement pas des modèles. Le patient peut se sentir « dépossédé » de sa maladie, ce qui risque de majorer son angoisse. Plus rarement, il se sentira rassuré de se « livrer complètement » à son thérapeute qui, contrairement au modèle précédent, prendra sur ses épaules toute la responsabilité du traitement et avec elle la charge émotionnelle.

Le modèle interprétatif

Ce troisième modèle implique une décision partagée, où des recommandations tenant compte du patient sont prodiguées. Le docteur discute avec lui de ce qu'il pense être le mieux, accepte la critique et même les suggestions alternatives. Ce modèle relationnel est souvent plus adapté en cancérologie.

L'échange thérapeutique nécessite souvent du temps, afin que le patient assimile les tenants et les aboutissants à la fois du diagnostic, du traitement et de leurs répercussions. Il pourra ainsi partager avec son médecin la décision, comprenant ses bénéfices et ses risques.

La fragilité et la rupture psychosociale qu'engendre le diagnostic d'un cancer sont constantes, pour les patients, comme pour leur famille. Cette annonce est toujours inattendue et traumatisante.

Selon Sigmund Freud, « personne, au fond, ne croit à sa propre mort ou, ce qui revient au même : dans l'inconscient, chacun de nous est persuadé de son immortalité ». Quand un médecin annonce un diagnostic de cancer, il prend à rebours cette croyance et ramène, parfois durement, le patient si ce n'est à la possibilité d'une mort précoce, dans tous les cas à la brutalité de la maladie. C'est ce qui doit nous inciter à améliorer nos outils de communication en médecine et notamment en cancérologie. C'est aussi pourquoi philosopher, c'est apprendre à mourir.

La gestion des risques médicaux potentiels ou avérés dépend toujours d'un choix, conditionné en partie à la personnalité du médecin, à ce qu'il perçoit du patient qu'il prend en charge et à la relation qui s'est installée entre eux.

Encore une fois, la qualité relationnelle dépend grandement du temps que nous accordons à nos patients et de l'ouverture d'esprit indispensable que nous devons avoir pour nous adapter à chacun dans sa singularité.

VERS LA GUÉRISON

Qu'est-ce qu'une action thérapeutique ? Peut-on la considérer comme une fin en soi ? Et sinon, existe-t-il quelque chose qu'on pourrait appeler une « action de guérison » ?

Une action thérapeutique est locale, momentanée (même si un moment peut durer longtemps). Elle intervient ici et maintenant, on la remarque. Le médecin peut en faire un récit, une épopée. Elle est ainsi facilement source de fierté, de renom, d'ambition parfois.

Pourtant, le retour à la santé d'un patient est rarement imputable à une action thérapeutique particulière. Elle est davantage liée à un ensemble d'actions, une prise en charge, des gestes, des attentions, des retours progressifs à l'équilibre, bref, à une transformation qui durera tant que dureront les soins.

À l'inverse de l'action thérapeutique ponctuelle, la transformation est globale, progressive, dans la durée. Elle résulte d'une corrélation de facteurs et ne se démarque jamais suffisamment pour être perceptible. Si elle est difficilement imputable à une action particulière, elle n'est pas plus due à un thérapeute en particulier, dans le cadre d'un parcours de soins complexe où interviennent de multiples intervenants. Et seul le patient pourra en faire le récit une fois achevée. Du côté des soignants, il sera bien difficile d'en tirer fierté. Et pourtant, c'est bien évidemment cette transformation de la maladie à la santé qu'ils visent.

Ce que je veux dire par là, c'est qu'on ne voit pas quelqu'un guérir, on constate le résultat une fois la guérison accomplie. C'est ici qu'intervient le ressenti du patient. Celui qui ne se sent pas guéri au fond de lui ne l'est effectivement pas. J'en ai fait l'expérience, le patient se pense souvent de façon binaire : soit malade, soit guéri. La guérison étant, comme on l'a vu, un sentiment, elle comporte ainsi, par essence, une grande part de subjectif, si bien qu'elle se trouve *in fine* toujours entre les mains du patient, non du médecin. Ce que les soignants oublient parfois. Or le patient qui se pense encore malade n'est pas guéri, quand bien même l'examen du médecin n'a pas identifié un quelconque déséquilibre physiologique.

Le soignant dans l'action directe, c'est-à-dire celui qui ne conçoit le patient qu'en rapport avec une pathologie contre laquelle il connaît des traitements, sera le plus souvent démuni face à de tels cheminements, ce qui aboutira à pérenniser l'état de maladie.

Entendons-nous bien : il ne s'agit pas ici d'un malade imaginaire, d'un patient qui ne se croit pas guéri alors même qu'il le serait. L'inquiétude, la peur parfois ou l'angoisse du retour de la maladie sont des déséquilibres qui empêchent le rétablissement complet. Leurs conséquences peuvent être graves et rapidement redevenir pathologiques. Mais de nombreux médecins se comportent malgré tout face à leur patient comme si tout cela était « dans leur tête » et, en tant que tel, ne mériterait donc pas leur attention. Or, si le médecin n'est pas toujours compétent pour agir à ce point du parcours, il est tout de même tenu d'aider le patient, au moins en le dirigeant vers d'autres professionnels qui, eux, sauront l'accompagner jusqu'à la guérison, plutôt que de le renvoyer simplement chez lui avec, dans le pire des cas, une boîte d'antidépresseurs.

Dans la pièce de Molière, Argan, le malade imaginaire éponyme, n'a pas de maladie : il s'administre lavements et saignées sur les conseils de médecins peu scrupuleux qui profitent de son état. Car, s'il n'a pas de pathologie, Argan n'en est pas davantage non malade. Il est veuf et doute des sentiments de sa nouvelle femme et de sa fille. C'est ce qui le ronge, en réalité : un mal contre lequel le docteur Diafoirus ne peut rien.

« Que dois-je faire docteur, pour être guéri ? » pourrait demander Argan à un médecin moderne. Au lieu d'avoir la prétention d'« agir », ce soignant sera dans ce cas chargé de « transformer » la croyance du patient, avec le risque d'avoir à affronter une situation inédite et de s'user dans une relation médecin-patient plus longue. Pire, comme « tout » se transformera peu à peu sous cet effet d'ambiance, comme « tout » chez le patient s'en trouvera modifié, du proche au lointain, personne n'en discernera rien de précis et, par suite, le soignant n'aura rien à décrire, rien à raconter. Pas de récit ni d'actions héroïques, juste cette transformation conduisant de l'état de malade vers l'état de guérison. Une situation qui ne convient certainement pas à tous les Diafoirus en quête d'honneurs, mais dont devraient s'accommoder les soignants d'aujourd'hui.

D'un état à l'autre

La difficulté pour le patient, dans ce chemin vers la guérison, est celle de penser son être et de passer de l'état de malade à l'état de guéri. La transition n'étant pas conçue comme un état, elle échappe souvent à notre entendement. En changeant notre manière de penser, on a plus de chance de se sentir guéri, mais surtout plus de chance de ne plus être et de ne plus se sentir malade.

On a tort d'envisager la diversité des états (malade ou guéri) sous l'angle de la différence. Car la différence renvoie à l'identité et fige par exemple le malade cancéreux dans son identité de malade. Considérer la diversité par le spectre des différences d'état conduit ainsi à leur attribuer des traits spécifiques et les enferme dans une prison identitaire : malade ou en bonne santé.

Traiter les écarts plutôt que les différences promeut un point de vue non plus d'identification, mais d'exploration. Il y a une sorte de continuum entre la maladie et la guérison. Les écarts perçus ouvrent plus le champ du possible que les différences, ils déplacent les angles de vue.

La pensée grecque s'est articulée dans la langue de l'« être », ce qui lui a permis de déployer l'exigence de la détermination (le *logos*), permettant d'abstraire et de produire du « vrai », et par la suite de construire indéfiniment dans la pensée cette exigence même que mettent à profit la science et la philosophie. Mais dans le même temps, elle s'est privée de la fécondité inverse, recouverte ou délaissée, lui permettant d'appréhender l'indéterminable du passage ou de la transition. La transition est le point d'achoppement de la pensée grecque : quand elle apparaît symptomatiquement, la pensée qui s'articule autour du concept de substance est handicapée.

La transition continue par laquelle passe un patient ne trouve donc pas les outils nécessaires dans la pensée occidentale de l'être en ce qui concerne la considération de ses différents états de santé.

Pour guérir, il faut penser cette transition de l'état de maladie vers l'état de guérison, si possible en acceptant la prise de conscience et le caractère émotionnel et sentimental de cette transformation silencieuse.

À l'Institut Rafaël, par exemple, nous mettons en place des ateliers de philosophie et de bibliothérapie pour accompagner chaque patient vers sa propre guérison…

4

L'AVENIR DE LA SANTÉ

La force et l'identité de la France, c'est l'humanisme philosophique et social. Une vision singulière, fondée sur autrui, sur la différence et sur l'intégration.

Cet humanisme s'est incarné dans notre système de soins, qu'on a voulu le plus universel possible. Un système qui ne laisse personne au bord de la route, dans lequel chacun peut trouver sa place.

Ce cœur humaniste du système de santé français ne doit pas être perdu. Or, il est en danger aujourd'hui. Je m'efforce dans ce chapitre de donner des pistes qui pourraient permettre de le sauver, sans trahir sa philosophie.

C'est un exercice difficile, qui nécessite plusieurs changements importants.

Tout d'abord, le caractère universel de notre système de soins a imposé une démarche très rationnelle et hautement quantitative du parcours de soins. C'est ce que j'ai évoqué dès le premier chapitre, avec l'idée de « service médical rendu », ce SMR qui, par définition, ne peut s'appuyer que sur des données statistiques et que je juge au moins en partie responsable de la défiance qui s'est installée petit à petit.

Attention toutefois : il ne s'agit pas de dire que cette méthode est bonne à jeter. La méthode scientifique quantitative et le fonctionnement expérimental sont plus essentiels que jamais pour élaborer les traitements et combattre les pathologies avec efficacité et pragmatisme. Le doute positif, au cœur de cette démarche, est l'outil le plus puissant dont nous disposions dans notre quête de connaissances, il est hors de question de l'abandonner, de sombrer dans le relativisme complet ou dans le scepticisme absolu, deux revers d'une même médaille, tout aussi nuisibles l'un que l'autre.

Les données sont importantes, c'est un fait. Mais elles ne sont pas suffisantes. On les pense objectives, quand elles sont en réalité interprétables. Elles ne font aucun cas du ressenti patient et ne traitent que les maladies. S'attaquer uniquement au symptôme, c'est faire pousser un arbre pour cacher la forêt. C'est pourtant ce qu'on fait, beaucoup, souvent. Parce que le symptôme répond à des données objectives, numériques. Une constante physiologique, comme la taille d'une tumeur. Le ressenti du patient, lui, s'évalue plus difficilement.

La recherche classique, quantitative, place les patients dans des cases. Une fois tel ou tel critère rempli, la maladie est assignée et il ne reste plus qu'à en déduire le traitement. Mais ce raisonnement quanti-déductif cher au médecin est en pratique trop limité face au patient. Il faut lui ajouter un large versant qualitatif et inductif. Il faut miser sur l'incertitude, sur l'écoute, peut-être à perte pour viser le traitement du patient.

La « noblesse » du quantitatif est parfois usurpée. Le quantitatif, c'est surtout plus facile, à la fois dans la méthode et dans l'objet de l'étude. Pourtant, une émotion se quantifie mal, une âme encore davantage.

À chaque fois qu'un patient demande : « Docteur, est-ce que je vais aller mieux ? », la médecine est en échec. Le patient lui demande une prédiction, mais elle en est incapable. Par ses vertus biométriques, quanti-déductives, elle donne l'illusion de pouvoir prévoir l'avenir alors qu'elle ne le *peut pas*. Elle ne sait le faire que par mégarde, par le biais de prophéties autoréalisatrices, une fois qu'elle aura expliqué au patient que tel déséquilibre physiologique est signe de mauvaise santé. Alors, il se mettra à se surveiller, se réguler, à tenter de rééquilibrer ce qui pourrait, à rebours, avoir fait partie de son équilibre à lui. Et la médecine, objectivant un ensemble de données, aura cristallisé une maladie. Elle l'aura même créée.

Cette façon de faire est néfaste. Il faut au contraire créer chez le patient des images mentales qui correspondront à un nouvel état de santé. Trouver pour lui les mots qui permettront de reprogrammer son cerveau, ce dont les prescriptions sont incapables. À trop les manier, à prescrire au moindre mal, on place au-dessus des têtes des épées de Damoclès. Les mots et les images mentales sont des outils au service du médecin. Ils peuvent tuer aussi bien que guérir. Ils sont le *pharmakôn* des Grecs anciens, à la fois le remède et le poison. À l'heure actuelle, notre système obnubilé par le quantitatif passe complètement à côté de cet aspect fondamental du soin.

C'est pourquoi je souhaiterais que les professionnels de santé, les citoyens et les acteurs politiques conçoivent le soin de façon globale. L'art de soigner n'est pas la somme des réponses médicales adaptées aux pathologies. C'est une pluralité de moyens et d'acteurs qui permet à chacun de vivre en bonne santé.

Pour y parvenir, le passage d'une médecine prescriptive à une médecine intégrative est nécessaire.

Un système de santé digne de ce nom doit permettre aux soignants de prendre en charge des personnes et non des pathologies, de prévenir durablement les maladies chroniques, d'accompagner les malades dans des parcours de santé complets et durables, sans se contenter exclusivement de leur fournir les traitements nécessaires pour lutter contre leurs affections.

Au-delà de sa dimension humaine évidente, ce projet engendrera une économie considérable pour l'État, une amélioration très significative de la qualité de vie pour la population française, une diminution importante du nombre de personnes concernées par les maladies chroniques, une stabilisation professionnelle des sujets à risque ou touchés et, enfin, une réduction profonde des inégalités sociales en matière de santé, d'espérance de vie et de bien-être.

L'HÔPITAL N'EST PAS UN ESPACE BIENVEILLANT

En redéfinissant l'action du soignant, en l'élargissant au rétablissement de la santé plutôt qu'au seul traitement de la maladie, on peut alors se poser la question : qu'est-ce qui pourra guider l'efficacité de l'action ? Faut-il la mesurer à l'échelle administrative, à l'échelle sociale ? À l'échelle familiale ? Ou bien retomber à l'échelle physiologique ?

Tous ces indicateurs sont volatiles. La santé est un système complexe et désordonné, une complexité qui ne doit pas se réduire à une simplicité, une profession ou à un chiffre. C'est le cœur du réacteur. La santé est multifactorielle. Elle doit conquérir de nouveaux espaces, conçus différemment, plus adaptables, en tout cas mieux adaptés que l'hôpital qui est encore, à l'heure actuelle, l'alpha et l'oméga de notre système de soins avec ses insuffisances – comme la pandémie de Covid-19 l'a cruellement rappelé.

On a longtemps cru que la concentration de l'expertise et de la technologie dans les hôpitaux serait la meilleure solution. Mais cette réflexion partait, encore une fois, de la maladie, pas du patient. Une admission à l'hôpital devrait toujours être perçue comme un échec de la médecine. C'est un endroit difficile, rude, froid, impersonnel par construction. C'est un endroit où le patient est dépossédé de lui-même, livré aux experts, aux décisions externes. Je ne crois pas qu'il puisse en être autrement, c'est constitutif d'un lieu entièrement tourné vers le génie médical, l'hygiène, la sécurité des patients et la centralisation des compétences.

Ce n'est pas la faute du personnel des hôpitaux, bien entendu, qui effectue un travail extraordinaire dans des conditions difficiles. Ce n'est d'ailleurs pas la faute de l'hôpital, qui restera pour toujours un lieu indispensable à la prise en charge ponctuelle de pathologies lourdes nécessitant des infrastructures énormes et un personnel surentraîné. L'hôpital est le lieu idéal pour traiter *la maladie*. Mais ce n'est pas un établissement conçu pour ramener les gens à la santé dans toutes ses dimensions. L'hôpital n'a pas été conçu comme un espace *bienveillant*.

On a bien tenté, avec le temps et l'expérience, d'ajouter à l'hôpital les éléments qui paraissaient lui manquer. C'est ainsi que sont nés, par exemple, les comités pluridisciplinaires où sont censés intervenir assistants sociaux et psychologues afin d'injecter des dimensions sociales et humaines dans le parcours de soins. De mon point de vue, ces comités sont un échec. Le médecin y conserve résolument une posture de surplomb, les avis des professionnels paramédicaux ou associés y sont, au mieux, poliment écoutés avant d'être remis au placard. Ils n'y font que de la figuration.

Je ne crois pas que l'hôpital puisse être réformé de cette manière, transformé en centre de soins total, pour tout le monde et en tout temps. C'est pourquoi j'estime que les polémiques actuelles sur le nombre de lits passent à côté de l'essentiel.

Ajouter des lits ne fera que renforcer encore cette centralisation hospitalière. En ouvrant autant de lits que possible, on ne fera qu'amplifier le phénomène. Ce qu'il faut, c'est éloigner les patients de l'hôpital pour les intégrer dans un système décentralisé qui sera bien plus à même de s'adapter à chaque personnalité et à chaque pathologie. Tout le monde n'a pas besoin d'un hôpital pour se soigner, ni d'y demeurer aussi longtemps que possible – c'est même plutôt rare. Le retour à l'état de santé complet, physique, psychologique, social et sexuel sera dans la plupart des cas bien plus rapide si on évite la case de l'hospitalisation.

Un parcours de santé plutôt que de soins

Orienter le patient au plus près de ses besoins, forcément particuliers, nécessite une structure décentralisée, organisée autour de la notion de « parcours de santé » plutôt que de parcours de soins.

Pourquoi ? Parce qu'il s'agit de placer le patient au centre du système et qu'aucune structure ne peut prétendre disposer en son sein de tout ce dont la personne malade aura besoin pour guérir. Ce qu'il lui faut, c'est une aide, certes thérapeutique, mais qui soit aussi capable de l'aiguiller vers les professionnels et vers les structures les plus adaptées à son état à l'instant t.

C'est d'autant plus vrai pour les patients atteints de pathologies chroniques qui, par définition, devront vivre longtemps avec leur maladie. Pour eux, les santés émotionnelle, physique, psychologique, sociale, environnementale et sexuelle doivent impérativement être considérées ensemble, comme un tout, au sein d'un même parcours d'accompagnement.

Afin de transformer au mieux la prise en charge de nos maladies chroniques, dont j'ai dressé le tableau en amont, je ne vois pas d'autres solutions que de favoriser la transdisciplinarité, la coordination des soins et l'utilisation des outils numériques pour faciliter le parcours des patients dans l'éventail des dispositifs déjà existants. Continuer à leur imposer des traitements par le haut, sans leur consentement éclairé, est une pratique qui a fait son temps.

Le décloisonnement de l'hôpital est pour cela indispensable. Au-delà, c'est même toute la médecine de ville qu'il paraît indispensable de décloisonner, de même qu'il faut améliorer la formation des soignants médicaux mais aussi paramédicaux à mesure que le rôle de ces derniers grandira dans ce nouveau parcours de santé.

Cela redonnera aussi un sens aux métiers du soin, qui passeront d'une médecine centrée sur la maladie à une médecine organisée autour de la personne et de son projet de vie, mettant, enfin, sur le même plan, la qualité et la quantité de vie.

En effet, les remarquables progrès accomplis par la médecine sur l'allongement de la durée de vie ne se sont pas suffisamment traduits en amélioration de sa qualité. Reprenons l'exemple du cancer : nous le soignons beaucoup mieux qu'il y a trente ans, qu'il y a vingt ans, et même qu'il y a dix ans. Pourtant, ces progrès n'ont nullement amoindri la terreur associée à cette maladie dans l'imaginaire collectif. Ainsi, un patient qui reçoit une annonce de cancer se trouve presque systématiquement plongé dans une angoisse de mort, même si son espérance à long terme est très favorable. La violence des effets de la maladie sur les personnes n'est pourtant toujours pas prise en compte dans notre système de soins actuel, alors même qu'il s'agit d'un problème de santé publique.

Voilà ce qu'il faut changer, et au plus vite.

Coordinateur de soins

Vous l'aurez compris, il manque aujourd'hui à ce système décentralisé un aiguilleur du ciel, quelqu'un qui puisse guider le patient lorsqu'il vient d'encaisser le choc de son diagnostic de cancer, quelqu'un capable de l'orienter dans la nébuleuse thérapeutique, par exemple vers le psychologue qui saura le rassurer. Quelqu'un qui conseillera par exemple à cet autre patient en rémission tel établissement de soins esthétiques, afin de retrouver cette image de soi que la maladie a dégradée. Quelqu'un qui sera capable d'orienter ce dernier directement vers tel spécialiste, en vertu de son histoire médicale, plutôt que de le condamner pour le restant de ses jours à aller quémander une ordonnance auprès de son médecin généraliste à chaque fois que ce problème spécifique resurgira.

Une patiente est atteinte d'une tumeur. Je fais le diagnostic, que je vérifie avant chimiothérapie. Je lui enlève la chaîne ganglionnaire sous son bras. Mais elle est musicienne et, à présent, son bras est engourdi. Déséquilibre dont un médecin pourrait se ficher. « Attendez que ça revienne, moi, je fais mon métier. » Mais pas un soignant. Un soignant se préoccupera de sa rééducation, d'abord. Mais ce ne sera pas tout. Un coordinateur de soins l'aidera à obtenir une prothèse capillaire qui la satisfera ; il la conseillera sur le choix d'un esthéticien spécialisé, lui transmettra un numéro, un salon de confiance. Tout ça pour qu'elle puisse rapidement remonter sur scène. Ce n'est qu'à ce moment que cette femme aura opéré son « retour complet à l'état de bien-être », qui devrait être l'objectif de tout système de santé centré sur le patient.

C'est un exercice que les médecins généralistes font toute la journée, mais seulement autour de la pathologie, pas autour du patient, dans le cadre d'un système qui a été pensé pour la maladie et son traitement. Il faut élargir ce rôle et le confier à des personnes formées à l'écoute active, à la prise de mesures, au conseil, à l'évaluation de ces situations parfois terribles, au suivi médical, à l'orientation vers les divers professionnels de santé, à la prise de recul face à des cas dramatiques et éprouvants sur le plan émotionnel, dans lesquels nos biais auront tendance à s'inviter.

Ce nouveau métier, encore à circonscrire, existe déjà au sein de l'Institut Rafaël, où des coordinatrices de parcours interviennent pour décider, avec le patient, de la suite ou de la fin de son parcours de soins. Il y a cinq personnes à ce poste, accompagnées bien sûr par des infirmières et de nombreux thérapeutes issus d'autres professions. Le médecin ne suffit plus dans ce cadre : il endosse le rôle de coordinateur technique uniquement, axé sur la maladie et le traitement, qui n'est qu'une partie de l'action dans le cadre d'un rétablissement complet de la santé.

Cela nécessite d'adopter un langage commun entre toutes ces professions. Finies les réunions entre « sachants », s'exprimant en un langage codé qui exclut de la prise de décision toute autre forme de savoir, telles que le sont encore aujourd'hui les comités dits pluridisciplinaires. Chacun doit pouvoir présenter aux autres le cas de son patient en 180 secondes, comme dans le format « ma thèse en 180 secondes », ce qui garantit de sortir du jargon pour se rendre le plus compréhensible possible. C'est la tour de Babel : l'universalité d'un système de santé global, traduit en actes. Cela pousse chacun à intégrer l'autre dans son projet, à parler son langage.

Méthode, philosophie, approche. Les thérapeutes doivent être formés à tous ces rouages pour que la machine fonctionne et soit mise en place.

LES VALEURS

Le système sanitaire doit en permanence se remettre en question afin que chacun soit partie prenante de son parcours de santé, les soignants autant que les soignés. Animé par des valeurs de solidarité, le système de soins français a connu des heures de gloire mais il traverse actuellement des crises, dont la résolution pourrait passer par une remise en question des valeurs qui le portent.

Si les investissements technologiques coûteux et les infrastructures modernes ont toujours été – et le sont encore – plébiscités par le plus grand nombre, les activités de soins sont socialement et moralement dévalorisées. Et cela dure depuis des décennies. Une dévalorisation qui touche aussi tous les soignants qui s'acquittent vertueusement de leurs tâches.

L'éthique du *care*, comme la transformation sociale qui en découle, pourrait permettre à notre système sanitaire de franchir une étape décisive dans la personnalisation de l'approche thérapeutique et dans la progression morale de notre société par la même occasion. Plus qu'une attention et un comportement altruiste des professionnels de la santé, le *care* est une véritable philosophie et une éthique, voire une politique.

Considérer enfin le patient

En 1974, Simone Veil faisait voter la charte du malade hospitalisé, pour qu'il conserve sa dignité et puisse bénéficier de la meilleure qualité de soins possible. Dans la même lignée, en 1996, les ordonnances Juppé prévoyaient la représentation des usagers au sein des instances sanitaires. En 1998, des centaines de milliers de citoyens participaient aux États généraux français de la santé et tentaient de repositionner la voix des patients. Enfin, en 2002, la loi Kouchner consacrait le droit des patients d'une magnifique manière. Toutes ces avancées tangibles ont installé dans les consciences la nécessité d'un système sanitaire considérant les patients. Dans les consciences, mais pas dans les faits, au-delà d'une représentation certes utile mais insuffisante.

Malgré ces avancées de la « démocratie sanitaire », la médecine est encore centrée sur la maladie et ses traitements et non sur l'individu et son projet de vie. Ce changement de paradigme, porté par une éthique nouvelle, pourrait permettre de combler l'écart entre les attentes immenses et justifiées de la population vis-à-vis de son système de santé, et les soignants coincés dans des structures sanitaires qui sont à réformer parce que inadaptées.

La force du collectif

Si la démarche de l'Institut Rafaël devait se généraliser, si l'on devait passer d'une assurance maladie à une assurance santé, garantie par un parcours complet – et le changement lexical, on l'a vu, n'est pas anodin –, il faudra que toutes les professions du soin se mettent à travailler ensemble, de concert, dans l'objectif commun de ramener les patients vers l'état de santé.

Or, travailler ensemble, c'est complexe. Cela ne va jamais sans heurts.

Mais plutôt que de nous interdire le saut quantique vers une médecine axée sur le patient, cette complexité devrait renforcer la médecine. Introduire d'autres acteurs dans le système de santé, comme je le propose avec ce nouveau métier de coordinateur, susceptible de réunir tous les soignants dans la même galaxie du soin.

Je suis bien conscient de la difficulté, encore une fois, de faire fonctionner des individus très divers au sein d'un système unifié. Les gens ne cherchent pas à se rejoindre. Ils ne regardent pas les mêmes choses au même moment. Par ailleurs, nous avons, avec les années et les débats hystériques autour de la santé, renforcé les murs et dressé des barrières entre les spécialités, plutôt que bâti des ponts. À force de restreindre notre vision de la santé, nous passons à côté de nombreux progrès. Si la tendance dominante est de continuer à spécialiser les professionnels de santé, l'objectif de la médecine intégrative est de faire l'inverse : intégrer, connecter, dédifférencier. C'est cette approche, et elle seule, qui permet d'amener le patient à la « pleine santé ».

LA PHILOSOPHIE INTÉGRATIVE

Cette dynamique intégrative, la seule qui soit efficiente en santé, est un processus mental. Intégrer, c'est incorporer une chose dans un ensemble, en tant que partie intégrante de cet ensemble. Philosophiquement, « intégrer » signifie connecter les sensations et/ou les concepts entre eux pour en faire un tout unique. C'est en quelque sorte une synthèse. Naturellement, « connexion » implique aussi ici « cohérence ». L'intégration est la partie essentielle de la compréhension, une deuxième nature à acquérir pour tous les acteurs du soin à tous les niveaux de la chaîne, y compris administratif. L'intégration est le procédé inverse de la « différenciation », qui consiste à séparer et à isoler les éléments. Les deux mouvances, différenciante et intégrative, sont les deux états actifs de la (con)science sanitaire. Cependant, l'intégration est beaucoup plus difficile que la différenciation. Presque tout le monde est capable de différencier, plus rares sont ceux qui parviennent à intégrer leurs idées.

Réinventer notre système de santé demande de réconcilier les soignants d'horizons divers.

La médecine de ville, aujourd'hui plaque tournante du système de soins au travers du statut de « médecin traitant », est appelée à jouer dans cette optique nouvelle un rôle déterminant… et à se renouveler.

Dans une bonne moitié des cas, le médecin traitant n'a pas de réelle plus-value à apporter. Son expertise, bien réelle, est inutile. Il pourrait même être amené à surdiagnostiquer, à surprescrire, comme nous l'avons vu, afin de se « rendre utile », de ne pas renvoyer chez lui le patient sans que celui-ci ait eu le sentiment d'être écouté, compris… soigné.

Pour éviter cela, le médecin devrait s'efforcer de jouer ce rôle de coordinateur qui me tient à cœur et rediriger son patient vers d'autres professionnels, mieux indiqués. La médecine de ville gagnerait ainsi du temps pour se consacrer sur ses forces : le traitement des symptômes et des déséquilibres, qui représenteraient selon certains calculs la moitié des consultations totales, l'autre pouvant se résumer à cette ventilation vers d'autres professionnels, au sein d'un grand réseau de soignants.

Ce n'est pas une question de taille. On peut parfaitement travailler en réseau, en espace éclaté, ou au contraire se rassembler dans un lieu restreint, ce qui créera aussi de la valeur, comme le fait l'hôpital. L'objectif sera de toujours viser la transdisciplinarité, la réelle source d'amélioration aujourd'hui négligée dans notre système de soins, afin que le tout devienne supérieur à la somme des parties.

L'éthique du *care*

L'éthique et la morale apparaissent souvent comme des termes synonymes, issus tous deux étymologiquement des mœurs. La morale réfère à un ensemble de valeurs et de principes qui permettent de différencier le bien du mal, le juste de l'injuste, l'acceptable de l'inacceptable, et auxquels il faudrait se conformer.

« La morale n'est légitime qu'à la première personne. La morale ne vaut que pour soi ; pour les autres, la miséricorde et le droit suffisent », écrit le philosophe humaniste André Comte-Sponville[29]. Y a-t-il dans la morale une place pour une autre flamme que celle de la justice et du droit ?

Chez Hegel, l'éthique est ce qui concerne l'organisation des rapports sociaux, par opposition à la moralité qui énonce les principes de l'action individuelle. La réflexion éthique est un consensus autour de valeurs collectivement admises, alors que la morale définit des devoirs individuels, de soi-même face à soi-même. L'éthique, cette « esthétique de dedans » selon Pierre Reverdy[30], est par essence un travail collectif, la mise en œuvre commune de nos principes moraux individuels rassemblés. Pris ensemble, ces principes moraux consensuels forment la base de la conduite exemplaire. L'éthique est, en quelque sorte, la science de la morale appliquée.

Selon quelle éthique la transformation du système de soins pourrait-elle et devrait-elle survenir ? Il me semble que plusieurs réponses sont évidentes et déjà bien admises.

Le serment d'Hippocrate est la première. Il a pu prendre quelques rides ici ou là mais il demeure le guide de l'activité du médecin.

L'éthique de la responsabilité est la deuxième. Les soignants sont régulièrement en position de décider et d'agir pour les autres. C'est une position impossible si on ne lui adjoint pas la responsabilité afférente : qui décide et agit doit pouvoir assumer la responsabilité de ses décisions et de ses actes.

Le devoir d'expertise est la troisième. On ne peut imaginer confier un domaine aussi délicat que la santé à des gens qui n'auront pas étudié la question en profondeur, qui ne lui auront pas consacré du temps, du travail, de la sueur. Puisque les soignants sont les responsables de notre santé, il leur faut les meilleures armes, les meilleures connaissances, toujours actualisées. Les soignants doivent demeurer les experts de la santé.

À ces trois guides éthiques – Hippocrate, responsabilité, expertise –, certains lecteurs auront peut-être décelé que je tente d'ajouter un quatrième mousquetaire qui pourrait se confondre avec le *care*, une éthique qui n'a rien à voir avec la morale ou la justice, mais avec l'idée générale du soin : soigner et prendre soin.

On pense encore trop souvent que le *care* serait une forme de pouponnage superflu, un surcroît d'attention réservé à une élite bourgeoise. Rien ne pourrait être plus faux. Comme je crois l'avoir amplement dit dans ce livre, la médecine est une écoute, un dialogue, une considération apportée. Elle est par conséquent très proche du *care*, dans ses fondements mêmes.

Le *care* est difficile à traduire (c'est bien pour cela que je m'en passe et le laisse en anglais dans le texte). Mot à mot en français, ce serait « faire attention à ». Le concept a été élaboré à l'origine par Carol Gilligan, philosophe et psychologue américaine, qui l'a articulé pour la première fois dans son livre *Une voix différente*[31].

Il s'agissait au départ d'une réponse aux préjugés émis à l'égard des femmes dans le domaine de la morale, mais la fertilité extraordinaire du concept a permis son extension rapide dans d'autres domaines, dont bien sûr celui du soin.

L'analyse de Carol Gilligan se concentre en effet sur l'importance des relations sociales dans les situations de dépendance et de vulnérabilité, qu'elle considère comme des éléments centraux, constitutifs de l'expérience humaine, et pourtant rejetés aux marges de l'éthique et de la morale conventionnelles. La révolution idéologique qu'elle propose est de considérer tout le monde sous le sceau de la faiblesse, au moins passagère, à tel ou tel moment difficile de sa vie, plutôt que de la réserver à une catégorie précise d'individus (les femmes, en l'occurrence) pour lesquels elle serait essentielle. Le *care* est ainsi une éthique dont l'élément de base est la vulnérabilité de façon générale.

On voit immédiatement que les liens avec le soin sont évidents. Un patient est, presque par définition, un individu qui vient s'ouvrir et partager sa vulnérabilité.

La philosophie du *care* place des données d'apparence ordinaire au centre de la morale. Des données fondées sur l'intelligence émotionnelle, le soi relationnel et le cerveau sensible, qui ont toute leur place dans notre système de soins. Considérer l'hétérogénéité des relations humaines, la diversité des situations de dépendance et de vulnérabilité, c'est aussi important que l'éthique de la responsabilité, le devoir d'expertise ou même le serment d'Hippocrate.

J'ai le sentiment que l'éthique du *care* est capable de faire entendre une voix différente de celle de la justice, sur le plan de la morale : celle de l'attention portée aux situations particulières, de la disponibilité affective, de la responsabilité dans des situations relationnelles. Alors qu'elle est souvent attribuée seulement, et à tort, à une communauté restreinte, féminine et privilégiée.

La psychologie sociale a longtemps été dominée par l'élaboration de stéréotypes, comme celui des femmes supposées moins morales que les hommes ; leur morale étant reléguée à l'abnégation, considérée comme inférieure d'un point de vue social et économique. En ce qui concerne les hommes, la morale était le plus fréquemment reliée à la justice, au droit, plutôt qu'aux relations à l'autre. Notre société vit sur des acquis sociaux, matériels, mais aussi idéologiques, dont celui-ci. Le patriarcat, bien ancré, ne conçoit la morale que dans ce lien avec la justice. L'éthique du *care* y est donc vue comme un élan essentiellement féminin plutôt qu'une autre forme de morale.

L'éthique du *care* nécessite ainsi une transformation sociale pour s'imposer à tous. En effet, comme le suggère Carol Gilligan, « ce que le patriarcat exclut est l'amour entre égaux ; il exclut donc la démocratie qui est basée sur cet amour et la liberté des voix qu'il encourage[32] ».

La démocratie sanitaire pourrait alors être symbolisée par l'égalité relationnelle entre le soigné, considéré comme le faible ou l'affaibli, et le soignant, considéré comme le fort ou le sachant. Aimer et reconnaître son prochain comme soi-même, même s'il est amoindri par la maladie, est un enjeu moral plus qu'un commandement biblique : ce serait un des enjeux fondamentaux de transformation éthique et sociale de notre système sanitaire.

Cette éthique-là ne peut pas se résumer à un conflit de genres, des femmes contre les hommes ; ensemble, ils œuvrent pour libérer la démocratie du patriarcat et pour libérer l'histoire humaine de sa tendance sociale hiérarchique. La hiérarchie dans les soins, en souhaitant dominer la maladie, soumet régulièrement la personne fragile en lui donnant l'impression d'être rabaissée. En lui faisant même perdre parfois sa dignité.

La hiérarchie habituelle des organisations de soins se préoccupe plus souvent du respect des règles que de l'harmonie de la vie des acteurs. Cette éthique de l'autre pourrait aussi autoriser de nouvelles méthodes managériales des équipes soignantes, en recréant plus de profondeur dans les relations soignants-soignés, ainsi qu'entre soignants.

Le *care* n'est pas uniquement le souci des autres mais le sens des autres, un sens moral.

La responsabilité de l'autre, un devoir vis-à-vis d'autrui

On aura compris, je l'espère, que je n'évacue pas pour autant les autres piliers de l'éthique du soin, dont la responsabilité. En la matière, c'est vers Emmanuel Levinas que je me tourne.

Emmanuel Levinas a légué une œuvre philosophique fondatrice dont l'éthique se fonde sur la place accordée à l'autre dans la relation. Loin de s'y opposer, l'éthique du *care* s'inscrirait dans cette continuité, celle de la responsabilité vis-à-vis d'autrui.

Quelles différences fait-on entre devoir et responsabilité ? Le devoir est un engagement moral envers quelque chose ou quelqu'un, alors que la responsabilité réside dans la capacité de répondre de ses actes. Comme le devoir se réfère à l'engagement moral, il dénote un sentiment actif : il consiste à « devoir faire ». Si tel est son devoir, la personne sera impliquée dans l'activité. Son intérêt personnel ne rentrerait pas en jeu.

La responsabilité, quant à elle, peut être qualifiée de capacité à agir de sa propre volonté, sans aliénation. C'est l'obligation de mener à bien une tâche assignée. Dans la responsabilité, une personne est seule responsable de l'ensemble de la tâche et de ses résultats. C'est la responsabilité des parents de donner une bonne éducation à leurs enfants. Une fois sa responsabilité engagée, on s'adonne pleinement à l'action.

Considérer l'autre selon la morale du devoir, autant qu'assumer sa propre responsabilité, permettrait de recentrer le système sanitaire autour de l'individu dans sa globalité et pas seulement autour de la maladie. Chaque acteur de santé pourrait légitimement rechercher l'élévation de soi par l'attention portée aux autres, et pas seulement par la justification argumentée de ses actions et de ses décisions.

L'entreprise sanitaire et sociale n'est pas une entreprise de marché comme les autres, elle revêt des fonctions de cohérence sociale nous imposant une considération supérieure qui n'est pas exclusivement matérielle. La recherche qualitative y aurait autant sa place que la recherche quantitative. Le raisonnement inductif, prenant en considération le particulier et l'individu, y côtoierait le raisonnement déductif plus général et statistique. Les raisonnements du *care* sont moins argumentatifs que narratifs ; ils prennent souvent leur sens dans un contexte particulier.

On accepte qu'il n'y ait pas de réels pourvoyeurs et de réels dépendants, seulement des interdépendants, chacun avec ses vulnérabilités, en faveur de la reconnaissance d'un réalisme ordinaire. Contrairement à ce qu'on croit parfois, le *care* n'est pas seulement la préoccupation pour les plus faibles. C'est une éthique à adopter autant qu'une politique à mener.

Pour le futur des soins, des enjeux multiples se dessinent. Il faut admettre la validité propre du particulier. Il faut faire confiance à l'expression de l'expérience. Il faut redonner une place à l'expression subjective et à la revendication individuelle… La manière d'être des soignants devrait trouver une doctrine à la hauteur de cette transformation attendue.

Le « soignant idéal »

Le « soignant idéal » est-il celui qui honore ses protocoles et administre ses remèdes minutieusement en gardant une extrême distance avec son patient ? Ou celui qui vit la maladie avec le patient dont il a la charge ? Probablement ni l'un ni l'autre, mais un peu des deux.

Notre serment d'Hippocrate autant que nos valeurs communes nous engagent à honorer les qualités d'empathie et de compassion. La souffrance est un problème pouvant toucher tout le monde. Mais dans quelle mesure peut-on se mettre en relation avec la souffrance de l'autre sans se mettre soi-même en situation de détresse ?

Les soignants ont à cœur de donner le maximum d'eux-mêmes selon leurs conditions d'exercice, mais doivent aussi se protéger de l'accumulation des tensions multiples engendrées par les souffrances et fragilités qu'ils gèrent au quotidien.

En conclusion, l'avenir de notre système de santé doit reposer sur la question de l'autre et de l'humain comme priorité. Ce n'est nullement une œuvre de charité ou un acte de privilégié que de se soucier de l'autre, de faire attention à autrui. Cette éthique du *care* et la psychologie morale qui en découle dessinent les contours d'une véritable politique de transformation sociale, généralisable, capable d'améliorer notre société, trop souvent patriarcale et centrée sur la justice dans sa structure. Les valeurs d'empathie et de compassion, l'intelligence émotionnelle et l'épanouissement relationnel sont autant de piliers sur lesquels nous aurons à refonder nos actions, pour un système de santé progressif et à la hauteur de nos attentes.

LA SANTÉ INTÉGRATIVE

Aidés de toute une équipe formidable, nous avons commencé la construction d'un modèle de santé intégrative à l'Institut Rafaël pour les personnes atteintes de maladies chroniques. Nous accueillons maintenant dix spécialités, neuf en plus de la cancérologie : cardiologie, maladies digestives, diabétologie, néphrologie, neurologie, rhumatologie, maladies gynécologiques comme l'endométriose, insuffisance respiratoire, et enfin maladies psychiatriques, addictions et dépressions. 20 millions de Français sont concernés par ces maladies chroniques. C'est pourquoi l'Institut Rafaël est maintenant un centre de médecine intégrative et plus seulement la « Maison de l'après cancer ». Nous offrons aux patients et évaluons des « parcours santé » d'accompagnement coordonné sur les plans nutritionnels, émotionnels, psychologiques, sportifs, esthétiques et professionnels. Certains patients sont plus réceptifs à des méthodes qu'à d'autres, alors l'équipe détermine quoi proposer : cuisine, psychothérapie, yoga, réflexologie plantaire, et cet accompagnement sera ensuite évalué et ajusté si nécessaire en fonction des résultats. La prise en charge dure en moyenne quatre à six mois. Il n'y a pas d'hospitalisation, tout se fait en ambulatoire. La plupart des personnes viennent une fois par semaine, mais certaines sont là tous les jours, c'est leur maison. Concrètement, le patient commence par rencontrer un coordinateur de parcours santé qui va définir un programme sur mesure et fixer des objectifs. Le coordinateur interagit avec le patient mais aussi avec les soignants qui peuvent en fonction modifier leur pratique. Rien n'est figé. C'est adaptatif. Une consultation à mi-parcours permet d'ajuster si besoin. Je l'ai déjà évoqué, ce que nous faisons à l'Institut Rafaël va au-delà de la maladie. Nous mobilisons les ressources du patient pour qu'il ait les armes qui lui serviront dans sa vie d'après. Le coordinateur est un tuteur de résilience. Je pousse pour qu'il soit reconnu comme un véritable métier de la santé.

Nous travaillons avec des psychologues, des infirmiers coordinateurs de parcours, des nutritionnistes, des masseurs, des esthéticiens, des sophrologues, des professionnels spécialistes des ressources humaines pour favoriser un retour à l'emploi, des ostéopathes, des musicothérapeutes, des art-thérapeutes, des écrivains proposant des ateliers d'écriture, des professeurs de boxe, des acupuncteurs, des sexologues, des coaches sportifs, des cuisiniers qui organisent des ateliers, des hypnothérapeutes accompagnant les patients vers le sevrage tabagique, des professeurs d'histoire de l'art qui organisent des visites de musée ou des conférences sur les beaux-arts ou encore des danse-thérapeutes. Et cette liste n'est même pas exhaustive ! Je m'arrête sur la danse-thérapie. Ce mot-valise peut surprendre. Cette intervention thérapeutique non médicamenteuse permet pourtant d'améliorer le bien-être des personnes atteintes d'un cancer. Elle réduit la peur, la tristesse, la fatigue, le sentiment d'isolement, la colère... et améliore l'image de soi. Avec une séance hebdomadaire de danse-thérapie pendant huit semaines, le sentiment de peur chute en moyenne de 75 % chez les patients.

Avec le Collège universitaire des enseignants en médecines complémentaires, les associations et les professionnels de ces secteurs de soins innovants, nous allons créer des doctorats en art-thérapie. C'est une nécessité pour mieux soigner. Aujourd'hui, le patient s'entend dire : si les médicaments ne marchent pas, allez voir un psychologue... Il faut apporter autre chose. L'art-thérapie participe à améliorer la manière dont chacun habite son corps. L'art-thérapie est un vecteur de bien-être, il améliore la capacité à se projeter dans l'avenir, la relation à son corps, l'image de soi, fait gagner en autonomie, en confiance en soi, sans effets secondaires et parfois avec plus d'efficacité que les médicaments.

Ce que j'aimerais démontrer, comme je m'y suis efforcé jusqu'ici dans ma vie professionnelle comme dans ce livre, c'est que toutes les fragilités induites par les maladies chroniques pourraient bénéficier de ces parcours santé, au-delà des soins médicaux spécifiques qu'ils nécessitent.

L'essaimage de l'Institut Rafaël est une solution. Il fonctionne sur fonds privé depuis son origine, mais l'objectif est de pérenniser l'action, grâce à des financements publics et des acteurs mutualistes. Je souhaite à travers cet ouvrage influencer des décideurs qui veulent changer notre façon d'appréhender la santé et améliorer le système actuel. Mon expérience montre que cela est possible.

En outre, comme je l'ai évoqué au début de ce livre, je me suis engagé dans l'enseignement avec la nouvelle chaire en santé intégrative ouverte en novembre 2021 au Conservatoire national des arts et métiers, dans le but de transformer la santé de demain. Cette chaire pourrait servir à former par centaines des coordinateurs de soins, qui tireront des fils, érigeront des ponts entre les disciplines. C'est une nouvelle profession indispensable au sein d'un système de santé réformé que j'appelle de mes vœux.

J'invite d'autres initiatives de ce type à se déployer dans tout le territoire, avec des projets pilotes par région, pour proposer aux personnes atteintes de maladies chroniques des soins d'accompagnement et étudier leurs effets sur la santé globale des patients.

COMBIEN ÇA COÛTE ?

Comment généraliser le système ? Comment accueillir la fragilité de chacun ?

Il faut expérimenter, observer, critiquer. La solidarité nationale ne peut pas financer tout et n'importe quoi. C'est pourquoi l'Institut Rafaël ne cherche pas à dé-scientifiser la médecine, seulement à rationaliser les traitements, en élargissant le champ d'application des soins à toute la santé plutôt qu'à la maladie seulement, en découplant ainsi santé et médecine.

Notre système administratif régule trop et pas assez bien. Il a longtemps trop régulé le nombre de médecins (l'abolition du *numerus clausus* a été une excellente chose de ce point de vue). Il régule aussi l'activité du médecin en exercice, parfois dans les moindres détails. Il s'est ainsi désespérément lancé dans l'aventure du prérempli. C'est la fiche avec les cases à cocher : ce patient a de la fièvre, cochez parmi cinq antibiotiques celui que vous allez prescrire. C'est aussi la consigne qui tombe d'en haut, déconnectée de la réalité : vous allez investir dans telle machine et travailler avec de cette façon car le système a calculé à l'avance combien de patients par an vous aurez. Cela peut faire gagner du temps, parfois. Cela enferme dans des cases, souvent. Ce que j'appelle le prérempli est la symbolique du transfert de décision, il a peu à peu transformé les soignants en ouvriers esclaves d'un système trop dépensier et déshumanisant. Il ne faut donc surtout pas lui réinjecter de l'argent sans le réformer avant.

Ainsi, le problème emblématique du financement, constamment repris, sur tous les tons et toutes les ondes, du manque de lits dans les hôpitaux, est selon moi un faux problème, comme j'ai commencé à l'expliquer plus haut. C'est une captation des ressources au mauvais endroit, à mauvais escient. Il faut développer des soins avant et après, qui par ailleurs coûtent beaucoup moins, et se sortir de la tête cette idée que l'hôpital puisse être l'objectif, le centre névralgique de notre système de soins. C'est très bien qu'il y ait moins de patients dans les hôpitaux.

Actuellement, quand nous tombons malades, nous entrons dans un parcours de soins que je pourrais résumer sèchement ainsi : pathologie, examen clinique avec le médecin, diagnostics différentiels, examens complémentaires, diagnostic définitif, traitement. C'est ce modèle qui est enseigné dans nos facultés aux étudiants en médecine.

Un système organisé selon le « parcours de santé » que j'appelle de mes vœux aboutirait à des économies considérables. En France, 38 % de la population est touchée par une maladie chronique comme le cancer ou le diabète. Si on parvenait à diminuer de 30 % la mortalité prématurée de ces pathologies qui fauchent des hommes et des femmes entre 30 et 70 ans, on augmenterait en plus le produit intérieur brut (PIB) de 10 %. En effet, 20 millions de personnes ont recours à des soins liés à une maladie chronique, ce qui représente 30 % de la population française*. Les soins sont un investissement d'avenir. Créer de la santé, c'est créer de la valeur.

* Rapport « Charges et produits » de la Caisse nationale de l'Assurance maladie (CNAM). Ce chiffre est en cohérence avec le niveau des déclarations de maladies ou problèmes de santé chroniques ou à caractère durable, qui s'élève, en métropole, à 34 % (Santé publique France).

De façon cyclique, l'actualité nous rappelle les difficultés de notre système sanitaire. La Sécurité sociale est pourtant un des postes de dépenses privilégiés de la France, comme on l'a vu. C'est d'autant plus significatif au regard du budget de l'Éducation nationale, qui est de 160 milliards d'euros par an, ou encore celui de la Défense de moins de 40 milliards d'euros. Certes, la Sécurité sociale couvre indistinctement les allocations familiales, la prise en charge de la vieillesse et du handicap, mais elle couvre également l'Assurance maladie, qui nous concerne en premier lieu dans cette réflexion sur notre système de santé.

Des experts de tous bords ne manquent pas de nous suggérer des solutions d'amélioration. Et si notre salut sanitaire passait aussi par la réforme et la modernisation idéologique de notre Assurance maladie, pour en faire une « Assurance santé » ?

Lorsque Napoléon III s'est autoproclamé empereur en 1852, à la suite d'un coup d'État, un décret impérial a reconnu et encouragé les sociétés d'assurances maladie, soumises à l'époque à autorisation étatique et subventionnées. En 1870, on en dénombrait 6 000, et à la veille de la Seconde Guerre mondiale, en 1939, 8 millions de Français étaient mutualistes. Comme la France comptait 40,5 millions d'habitants, 32,5 millions de ses concitoyens ne bénéficiaient alors d'aucune couverture maladie. C'est donc en octobre 1945 que cette inégalité a été corrigée. Au sortir de la guerre, le Conseil national de la résistance a créé une assurance maladie et une retraite obligatoires, sur tout le territoire français, et pour tous. L'objectif, inscrit dans son programme « Les jours heureux », était de permettre à tout un chacun, y compris les plus pauvres, de vivre sans avoir peur de la maladie, de l'accident de travail, de la vieillesse… Ainsi, la France s'est dotée d'une Sécurité sociale, grâce notamment à Pierre Laroque, compagnon du général de Gaulle à Londres. Et ce un demi-siècle après ses voisins allemands…

L'Assurance maladie est le fruit d'un projet politique de protection sociale, fondé sur un principe de solidarité collective. Pour lutter contre l'insécurité sociale, une autre voie que la logique assistancielle est instituée : la relation assurantielle.

Ce projet a largement tenu ses promesses, puisque la Sécurité sociale a activement contribué à l'amélioration des niveaux de vie, à la protection contre les accidents de la vie, à l'affirmation d'une solidarité nationale malgré les assauts du libéralisme. Cependant, les difficultés se sont progressivement accumulées, la bureaucratisation et les dépenses incontrôlées étant croissantes. À chaque fois qu'il s'est agi de remédier aux défaillances de l'Assurance maladie, a émergé la tentation de se tourner vers le marché, d'emprunter au modèle libéral, de différencier les fonctions d'assurance et d'assistance. Agir efficacement sur l'Assurance maladie nécessiterait qu'on repense ce contrat initial établi à la Libération, plutôt que de se focaliser exclusivement sur une meilleure financiarisation du système en place. Sans remise en compte de la liberté et de la solidarité, en préservant la valorisation des droits de l'individu, des solutions financièrement viables qui reposeraient sur une autre approche du soin sont possibles.

Le fonctionnement actuel de notre système d'assurance maladie est révélateur de notre aptitude à ignorer la santé. La santé n'est pas que l'absence de maladie, pas plus que le silence des organes, ce que ce livre aura montré, du moins je l'espère.

Bâtie sur la promesse de justice sociale et de solidarité, la belle philosophie de « chacun cotise selon ses moyens et reçoit selon ses besoins » est plus que jamais désuète. D'abord, parce que les besoins grandissants sont immenses et non couverts lorsqu'il s'agit de traiter toutes sortes de maladies ; mais aussi parce que la logique arithmétique de nos cotisations doit être repensée.

Les attentes des assurés évoluent constamment, au même titre que les périls. La gestion des évènements imprévisibles de la vie et l'association des services autour de la prestation financière centrale doivent s'adapter.

Avec le développement exponentiel du quatrième âge et les grands progrès médicaux récents en matière de prolongement de la vie, réduire la Sécurité sociale au rang de simple organisme payeur ne suffit plus. Il faut la repenser comme le pilier de la philosophie sociale qu'elle se doit d'être.

Interrogeons-nous sur la dimension économique et la signification politique de l'Assurance maladie.

Le problème économique n'est pas une simple affaire d'équilibre financier. Lorsque la Sécurité sociale n'atteint pas cet équilibre, c'est l'impôt qui le compense. Les dépenses des caisses sont de toute façon financées par l'impôt. D'un point de vue économique, les prélèvements sociaux et les impôts sont de même nature : ce sont des « prélèvements obligatoires ». Notre système est structurellement inflationniste, ses dépenses ne font qu'augmenter ; lui octroyer un budget d'emblée prévisible comme déficitaire est une vaine contre-pression, inhibitrice en matière d'innovation. « L'assuré social n'a pas d'incitation à limiter ses dépenses, puisque celles-ci sont largement payées par d'autres. Le contribuable, lui, ne peut échapper à l'impôt. Il ne peut en réduire individuellement le fardeau qu'en "amortissant" ses cotisations par une consommation médicale accrue. Les hôpitaux peuvent multiplier leurs prestations. Ils ont intérêt à le faire pour se procurer les équipements techniques les plus avancés et les équipes les plus nombreuses et les plus compétentes. Les médecins se trouvent confrontés à des malades dont les moyens (ceux des contribuables) sont pratiquement illimités. Le système crée ainsi chez les malades et les fournisseurs de services médicaux des incitations perverses qui causent une forte inflation des coûts. Or, plus les coûts s'élèvent, plus les dépenses de la Sécurité sociale augmentent, plus les contribuables paient et sont incités à se "rembourser" en dépenses de maladie. La spirale paraît sans limite[33]. »

La réforme de l'Assurance maladie est celle de l'adaptation au changement. Dans aucune société, même surdéveloppée, il n'est possible de couvrir, pour tous et intégralement, tous les « risques », ceux qui naissent de la maladie et du travail, d'une famille nombreuse, de l'évolution de la conjoncture ou des transformations industrielles...

De nouveaux risques apparaissent, ceux qui sont liés à l'obsolescence des connaissances et des métiers en sont un exemple. La qualité de la vie est un objectif que nous devrons toujours avoir davantage à l'esprit. D'ailleurs, un gouvernement ne se juge pas seulement à sa capacité de sauvegarder l'équilibre dans la croissance économique. Tous les équilibres n'ont pas la même vertu sociale. La santé devrait être l'objectif supérieur, au-delà de la gestion-compensation de la maladie.

L'Assurance maladie ne devrait pas consister en une série de garanties contre les risques en santé imprévisibles et involontaires. Elle a ou devrait avoir aussi pour but de protéger ceux qui prennent délibérément des risques favorisant le progrès de la collectivité. Nous avons du mal à penser à la sécurité en termes dynamiques, comme la protection d'un développement. Tout est fait pour préserver l'acquis, pour garantir une évolution sans changement ;

mais peu est fait pour donner quelque sécurité à l'initiative, à la modification et donc au progrès.

Cette frilosité a des conséquences. Les experts le savent bien. L'essentiel du bénéfice de la dépense en santé concerne ce qui est fait en prévention. Autrement dit, de gigantesques réserves d'économie possibles gisent dans cette prise de risque qui consisterait à investir dans la santé d'avenir. D'Alembert avait encore plus raison qu'on ne le pensait !

De nos jours, on oppose parfois encore deux doctrines. Le modèle bismarckien d'abord, celui de l'assurance sociale, autrement dit de la cogestion par les salariés et les employeurs, de la proportionnalité des prestations et des cotisations au salaire, ces prestations sociales venant compenser une perte de capacité de gain. Le modèle beveridgien ensuite, de protection sociale : une gestion par l'État, un financement par l'impôt, l'uniformité des prestations, l'unité du système, l'universalité des prestations, qui viennent compenser un besoin vital de subsistance, d'où leur très bas niveau. Je crois vraiment qu'il y a encore de la place pour une nouvelle doctrine, qui permettrait la recherche des équilibres en santé, qui assurerait la prévention autant que les nouveaux risques, à budget sociétal contrôlé.

Si la Sécurité sociale « destinée à garantir les travailleurs et leurs familles contre les risques de toute nature susceptibles de réduire ou de supprimer leur capacité de gain, à couvrir les charges de maternité et les charges de famille qu'ils supportent » figurait explicitement dans le préambule de la Constitution de la IVe République française, elle « garantit à tous, notamment à l'enfant, à la mère et aux vieux travailleurs, la protection de la santé, la sécurité matérielle, le repos et les loisirs » (alinéa 11) depuis le préambule de la Constitution de la Ve République. Ainsi, l'assurance santé est presque déjà inscrite dans notre Constitution ! La protection de la santé, c'est un peu plus, et un peu mieux, que les soins garantis en cas de maladie.

Une nouvelle philosophie de l'assurance santé serait claire et comprise. Notre société pourrait fournir à ses citoyens de « l'assurance santé » comme bien premier, conditionnant la valeur des autres biens. L'assurance signifiant d'abord la confiance, en soi et dans les autres ; cette modalité de l'existence permettrait d'affronter plus aisément l'incertitude environnante et de donner de l'espoir. Nous sommes déjà conscients que les institutions politiques et juridiques, et l'organisation de l'État sont des institutions d'assurance, où l'observation scrupuleuse de règles communes doit permettre de ne plus craindre le comportement des uns et des autres et ainsi d'anticiper sur ce que sera l'avenir. C'est une sécurité, un permis de se projeter. Les arts de vivre, la morale, la psychologie, la philosophie, les émotions, le bien-être, toutes les médecines de l'âme pourraient aussi être considérées comme des institutions destinées à produire de l'assurance en soi, puisqu'on ne peut s'assurer contre tous les périls du monde.

Il faut en convenir, les institutions d'assurance, privées, publiques ou sociales, ont dans la production de la confiance une fonction comparable à celle de la religion, de la science, du droit ou de la morale.

Jusqu'alors, la « société assurantielle » a pu aboutir à une « société du risque », où les institutions d'assurance, face aux risques sans cesse nouveaux qui surviennent, sont de moins en moins en mesure de tenir leur rôle social. Un nouveau système fondé sur la protection de la santé serait une solution vertueuse complémentaire à ce qu'est actuellement l'Assurance (du risque) maladie.

Pour relever les défis de demain que sont l'accompagnement des effets de l'évolution démographique, la réduction des vulnérabilités et la protection sociale durable, le soutien au développement d'activités innovantes, la gestion des risques majeurs et la refonte de notre Assurance maladie sont indispensables.

La solidarité contractuelle, par la sécurité qu'elle apporte, est largement préférable à l'incertitude et à la charge sociale de la charité. Mais pour en développer le champ, il faut concevoir par avance la meilleure réponse aux risques aléatoires, la sécuriser, convaincre de son intérêt une mutualité parfois incrédule pour qu'elle finance cette protection. Pour répondre aux attentes infinies de cette fonction de couverture des risques innombrables, engendrés ou subis par l'activité des hommes, l'assurance santé doit rester dans un processus d'innovation permanente. Cela en ferait l'un des régulateurs majeurs de l'évolution des sociétés modernes, les modalités de leur assurance influençant directement de nombreuses innovations ou de nombreux comportements sociaux.

Prenons par exemple la génétique, discipline médicale en pleine révolution depuis la capacité récente à lire et séquencer le génome. Prévoir, grâce à la génétique, permet d'employer des thérapies ciblées en fonction des mutations génétiques propres à chaque tumeur. Par ailleurs, cela intéresse également la médecine pour les personnes non malades, puisque la médecine prédictive et personnalisée permet d'identifier des évènements de santé avant qu'ils ne se produisent, par exemple une prédisposition innée à des troubles du rythme cardiaque, parfois mortels lorsqu'ils ne sont pas prévenus. Autre exemple, la prédisposition au cancer du sein par le gène BRCA, médiatisée par Angelina Jolie, incitant certaines femmes porteuses du gène à se faire ôter les seins en prévention, pour ne pas avoir de cancer plus tard.

Assurer des « non-maladies », ou des « pas encore maladies », relève bien plus d'une assurance santé que d'une assurance maladie. Cela ouvrirait des droits à certaines prises en charge jusqu'alors non couvertes, et nous ferait repenser notre définition de la maladie. Comme le disait Georges Canguilhem : « La maladie est une expérience d'innovation positive du vivant, et non plus seulement un fait diminutif ou multiplicatif. Le contenu de l'état pathologique ne se laisse pas déduire, sauf différence de format, du contenu de la santé : la maladie n'est pas une variation sur la dimension de la santé ; elle est une nouvelle dimension de la vie[34]. » Repenser les maladies chroniques, transmissibles et non transmissibles, est notre enjeu de demain.

À une époque où chaque croyance ou interprétation de symptôme peut être perçue comme une maladie et remboursée comme telle par l'Assurance maladie, il pourrait ne pas y avoir d'antagonisme entre la souveraineté et la responsabilité individuelle d'un côté, et le droit fondamental à la santé de l'autre. Par exemple, après une rhinite consécutive due à une exposition longue à la climatisation, chacun peut être testé à la Covid-19 et remboursé par l'Assurance maladie, alors qu'une jeune femme de 25 ans à qui on enlève l'utérus pour un cancer et qui doit renoncer à vie à sa maternité ne se verra pas forcément prescrire une séance de psychologue qui pourrait écouter sa détresse. Comment peut-on encore assurer chaque perception de certaines maladies, plutôt que d'avoir une vision plus large de la santé de tous ?

Souvent, le sujet est moins le risque que la perception du risque. On crée ainsi des maladies qu'on assure, au lieu de fabriquer de la santé, ce qui serait pourtant plus sûr.

Puisque la vie est une maladie mortelle, certains finiraient même par s'assurer contre.

Canguilhem disait que « la frontière entre le normal et le pathologique est imprécise pour des individus multiples considérés simultanément, mais parfaitement précise pour un seul et même individu considéré successivement[35] ». L'assurance santé serait une invitation à personnaliser notre médecine autant que rendre plus juste notre assurance.

La question de la santé ne peut se régler que dans un rapport direct avec l'individu, avec le patient. Il est impossible de rationaliser une façon de soigner, la même pour tous, en tout lieu et en tout temps. Les actes de soin seront toujours le produit des circonstances, des décisions qu'elles entraînent, et avant tout des patients qui les nécessitent.

Les organisations de nos assurances cherchent leur bonne santé en vivant de maladie, nos concitoyens cherchent une assurance santé moderne et intelligente. Si les 37 millions de Français sédentaires se mettaient à avoir une activité physique, voire pratiquaient un sport, nous économiserions des dizaines de milliards d'euros chaque année. Arrêtons de dévoyer le mot « santé ». Le « 100 % santé » d'aujourd'hui est une assurance prenant en charge des soins dentaires, des lunettes de vue et des audioprothèses. C'est une avancée, mais assurément caractéristique d'un système qui ne s'intéresse qu'aux aspects matériels.

Pour que la Sécurité sociale assure pour tous la santé en plus de la maladie ainsi que la prévention, les accidents de la vie et leur réparation, et l'indemnisation de toutes les pertes préjudiciables, il ne faut pas seulement qu'elle régule les prix des pratiques, mais aussi qu'elle pense la régulation des modes de vie.

Pour passer d'une démocratie politique et sociale actuelle à une démocratie sanitaire dès demain, ou encore de la compensation du désir subjectif aujourd'hui au comblement du besoin objectif dès demain, nous devons repenser notre assurance santé.

En n'assurant plus que des risques, mais également des bénéfices, et en assortissant nos droits à nos devoirs, nous transformerions notre système sanitaire, pour mieux guider vers la pleine santé l'ensemble des citoyens.

NOTES BIBLIOGRAPHIQUES

1. Israël L., *La décision médicale*, Paris, Calmann-Levy, 1994.

2. Drees, 2021.

3. « Le dispositif de remboursement de séances de psychologue "MonPsy" bientôt accessible », Ameli.fr, 17 février 2022.

4. Selon une étude de l'Agence nationale de sécurité du médicament (ANSM).

5. Lettre d'information de la direction générale du Trésor, 2016.

6. « Investir dans la santé, un pari gagnant pour la croissance », *Les Échos*, 9 juillet 2020.

7. Drees, 2005.

8. Beecher H. K., « *The powerful placebo* », *J. Amer. Med. Asso.*, vol. 159, 1955, p. 1602-1606 ; Frank J. D., « *Psychotherapy of bodily disease* », *Psychother. Psychosom*, vol. 26, 1975, p. 192-202.

9. Kirsch I. *et al.*, « *Initial severity and antidepressant benefits : a meta-analysis of data submitted to the food and drug administration* », *PLoS Medicine*, vol. 5, 2008, p. 260-268.

10. « Lettre de d'Alembert à M. J.-J. Rousseau sur l'article Genève », Wikisource.

11. Étude financée par la direction générale de la Santé et pilotée par l'Observatoire français des drogues et des toxicomanies (OFDT), 2015.

12. VOHRA K. *et al.*, « *Global mortality from outdoor fine particle pollution generated by fossil fuel combustion : Results from GEOS-Chem* », *Environmental Research*, vol. 195, 2021.

13. RÉVAH-LÉVY A. et VERNEUIL L., *Docteur, écoutez !*, Paris, Albin Michel, 2016.

14. Voir sur ces questions en particulier les travaux du médecin Pierre Corvol, grand prix Inserm de la recherche médicale et professeur honoraire au Collège de France.

15. J'ai écrit une dizaine de textes sur la santé et la médecine intégrative, parfois mis en ligne. L'intégralité de ce texte est à retrouver sur le site de l'Institut Rafaël : https://institut-rafael.fr/recherche-innovation/pour-un-benefice-individuel-ou-une-sante-collective-origines-de-la-mefiance/

16. HIRSCH E. et F. (dir.), *Traité de bioéthique*, t. IV : *Les nouveaux territoires de la bioéthique*, Toulouse, Érès, 2018.

17. VALÉRY P., « Discours aux chirurgiens », *Variété, Œuvres I*, Paris, Pléiade, 1957, p. 915.

18. CANGUILHEM G., « IV. Maladie, guérison, santé », dans *Le normal et le pathologique*, 2e éd., Paris, PUF, 1966, p. 118.

19. *Ibid.*, p. 119.

20. *Ibid.*

21. *Ibid.*, p. 120.

22. *Ibid.*, p. 122.

23. *Ibid.*, p. 128.

24. TSUGAWA Y. *et al.*, « *Comparison of hospital mortality and readmission rates for medicare patients treated by male vs female physicians* », *JAMA Internal Medicine*, vol. 177, 2017, p. 206-213.

25. RAYMOND M., *Le pouvoir de guérir*, Paris, humenSciences, 2020.

26. TAZDAÏT T., *L'analyse économique de la confiance*, Bruxelles, De Boeck Université, coll. « Ouvertures économiques », 2008.

27. Kahneman D., *Système 1/système 2 : les deux vitesses de la pensée*, Paris, Flammarion, 2012.

28. « La bonne santé mentale passe par la considération et la reconnaissance », Institut Rafaël, 8 septembre 2009.

29. Comte-Sponville A., *Pensées sur la morale*, Paris, Albin Michel, 1998.

30. Reverdy P., *Le livre de mon bord*, Paris, Mercure de France, 1989.

31. Gilligan C., *Une voix différente. La morale a-t-elle un sexe ?*, Paris, Flammarion, 2019.

32. Gilligan C., *Pourquoi le patriarcat ?*, Paris, Flammarion, 2019.

33. Rosa J.-J., « Pathologie des systèmes de santé », dans *La santé des Français*, Paris, PUF, 1981.

34. Canguilhem G., *Le normal et le pathologique*, Paris, PUF, 2013.

35. *Ibid.*

REMERCIEMENTS

Je remercie ma femme Ilana, et
Mes enfants : Jonas, Victoria et Maya
Pour leur amour et leur patience.

Je remercie mes associés et tous les soignants du centre de cancérologie Hartmann, et de l'Institut Rafaël.

J'ai une pensée pour tous mes amis, qui ont certainement contribué à façonner mes réflexions.

humenSciences

À retrouver sur : www.humensciences.com

Paru en mars 2020

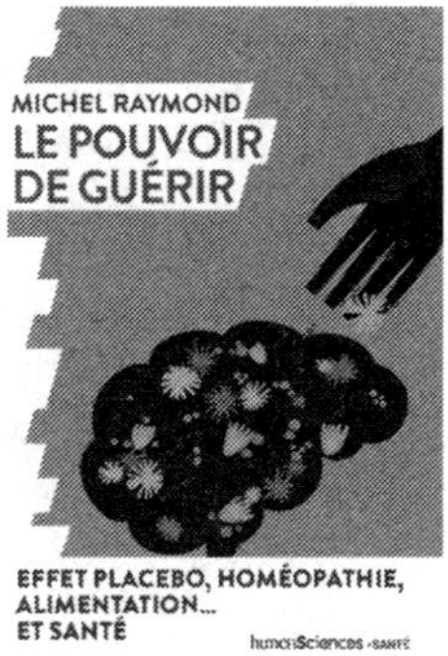

Michel Raymond

Le pouvoir de guérir

On vous découvre une maladie, vous avez plus de chance de guérir si votre généraliste se montre optimiste ou empathique. C'est le fameux « effet placebo ». Ce phénomène étrange de guérison sans médicament, qui opère lorsqu'un autre prend le temps de s'intéresser à notre personne. C'est la raison du succès des psychothérapies, de l'homéopathie et des autres médecines « alternatives ». Mais d'où vient l'effet placebo ? Est-il propre à l'espèce humaine ?

D'autres facteurs, dont on ose rarement parler, influencent fortement notre santé, tels que le niveau d'études, le rang dans la société, l'environnement alimentaire et social. Ainsi le fait d'être entouré par sa famille, ses amis, ou d'avoir un animal de compagnie augmente considérablement l'espérance de vie.

Pour la première fois, un livre révèle les interactions profondes entre santé et relations sociales. Des liens que la médecine feint d'ignorer, préférant le recours systématique au médicament qui s'attaque rarement à l'origine du problème. Mais quel docteur oserait prescrire « organisez une soirée avec vos voisins » ou « revendez votre téléviseur » ?

Plus la médecine moderne s'éloigne des patients, oublie cette attention à l'autre à l'origine pourtant de la pratique médicale, plus elle perd son pouvoir de guérir.

Un livre à conseiller à votre médecin !

Michel Raymond est directeur de recherche au CNRS et responsable de l'équipe Biologie Évolutive Humaine à l'Institut des sciences de l'Évolution de Montpellier.

Paru en août 2019

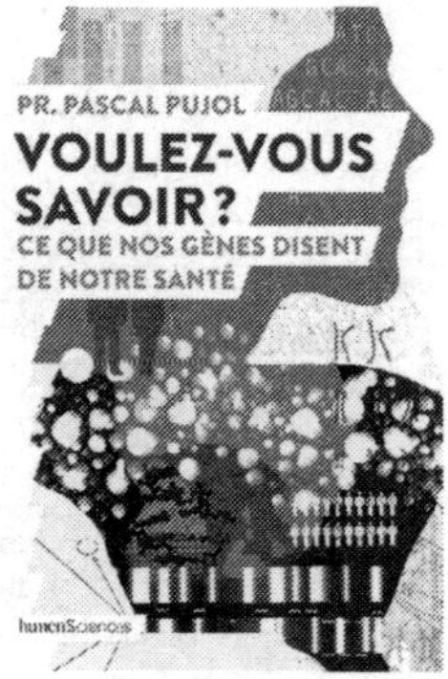

Pascal Pujol
Voulez-vous savoir ?
Avec la collaboration de Benjamin Peylet

Nos prédispositions génétiques touchent le cancer comme les maladies cardiaques ou certaines pathologies rares que l'on peut transmettre à ses enfants sans en être atteint soi-même. Les progrès de la génétique permettent aujourd'hui de prédire un nombre croissant de ces maladies afin de mieux les soigner en les dépistant plus tôt, voire de les éviter. En parallèle, l'avènement d'une médecine de précision basée sur la génomique offre des traitements « personnalisés » qui transforment des chances de rémission faibles en guérison pour la plupart des malades. Des chimiothérapies peuvent être évitées.

Mais pour les maladies qui restent sans solution pour l'instant, la seule option est celle du diagnostic avant la naissance. Jusqu'où faut-il aller ? Que dire à cette jeune femme porteuse d'un gène héréditaire de cancer du sein ? Et à ce couple de non-voyants qui demande un diagnostic prénatal parce qu'ils veulent « un enfant qui voit » ? Eugénisme ?

Faut-il étendre les tests génétiques à la population générale ? Quelle est la pertinence des tests commerciaux ? Et d'ailleurs, à qui appartiennent nos données génétiques ?

Pour aider à répondre à ces questions, l'auteur, professeur de médecine, nous amène dans ses consultations et nous fait vivre les situations auxquelles il est quotidiennement confronté.

La médecine vit une révolution et cela nous concerne tous.

Le professeur **Pascal Pujol** est généticien spécialisé en cancérologie, il dirige le service d'oncogénétique du CHU de Montpellier et préside la Société française de médecine prédictive et personnalisée.

Paru en mars 2019

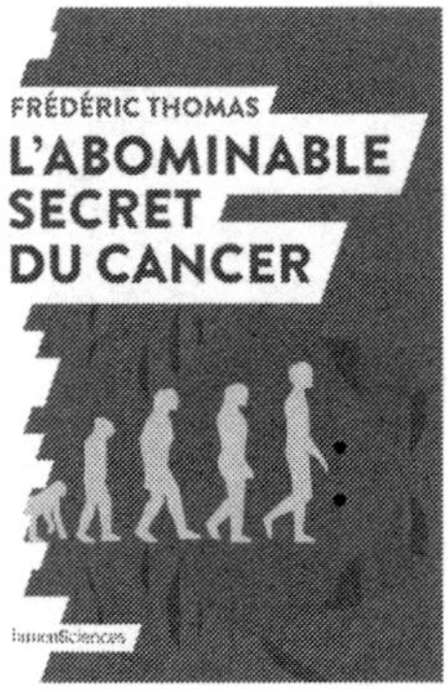

Frédéric Thomas

L'abominable secret du cancer

Avec la collaboration de Sophie Pujas

Préface de Pascal Pujol

Prix Le Goût des sciences 2020

Et si nous étions passés à côté d'une dimension essentielle du cancer, de sa nature réelle ? On imagine volontiers que ce fléau qui mobilise la recherche médicale a été examiné sous tous les angles… Eh bien non. Même si l'idée peut sembler incroyable.

Le cancer est en fait un phénomène biologique apparu il y a plus d'un demi-milliard d'années et qui a accompagné l'évolution de nombreux organismes, dont l'espèce humaine.

Et cela change tout. Notre plus vieil ennemi est gouverné par les règles qui régissent tous les systèmes vivants. C'est donc à la lumière de la biologie de l'évolution qu'il nous faut reconsidérer notre approche.

Grâce à une théorie vieille de 150 ans, celle de Darwin, nous commençons enfin à comprendre la logique du « crabe » et pouvoir espérer un jour le mettre hors d'état de nuire.

De nouvelles pistes inexplorées qui redonnent espoir.

Frédéric Thomas est biologiste de l'**évolution, directeur de recherche au CNRS basé au laboratoire Maladies infectieuses et vecteurs** (Mivegec) et codirecteur du Centre de recherches écologiques et évolutives sur le cancer (Creec). En 2012, il a reçu la médaille d'argent du CNRS.

Paru en mars 2021

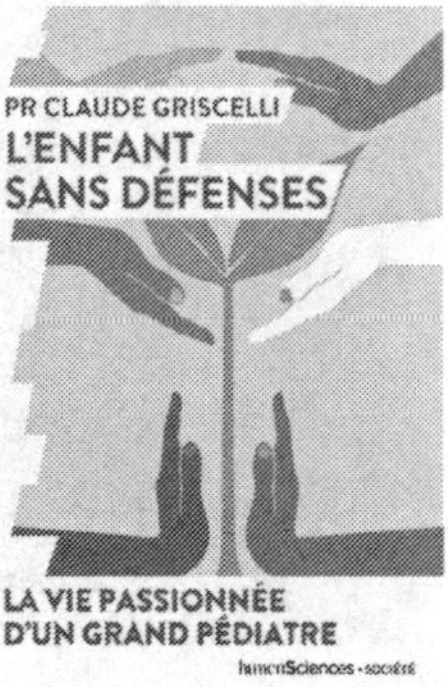

Pr Claude Griscelli
L'enfant sans défense

« Si l'on peut parler de la naissance d'une vocation, je crois que la mienne se situe ici, dans la chambre blanche de l'hôpital Bicêtre, devant le triste spectacle d'un enfant qui souffre. »

Dans ce récit fort, ponctué d'histoires de guérisons et de drames, Claude Griscelli raconte comment une poignée de pionniers, dont il fait partie, a créé dans les années 1970 la pédiatrie moderne et permis de mieux soigner les enfants.

À la tête d'une équipe de médecins et chercheurs formidables, ce grand immunologiste a mobilisé la recherche sur des maladies génétiques graves, chroniques et sources de souffrances. On lui doit les greffes de moelle osseuse permettant de reconstituer le système de défenses génétiquement défaillant des fameux « bébés bulles » et, plus tard, les premières étapes de la thérapie génique.

Il s'est aussi battu pour que l'hôpital accueille les jeunes patients dans des services spécialisés, sans les couper de leur scolarité, leur permettant ainsi de mener leur vie d'enfant ou d'adolescent.

Claude Griscelli est professeur de médecine, pédiatre et immunologiste. Mondialement connu pour ses recherches sur les déficits immunitaires héréditaires, il a été directeur général de l'Inserm et président de l'Institut Imagine, consacré aux maladies génétiques, qu'il a créé en 2007. Il est aussi à l'origine de l'opération Pièces Jaunes, qui améliore le quotidien des enfants hospitalisés.

Paru en janvier 2021

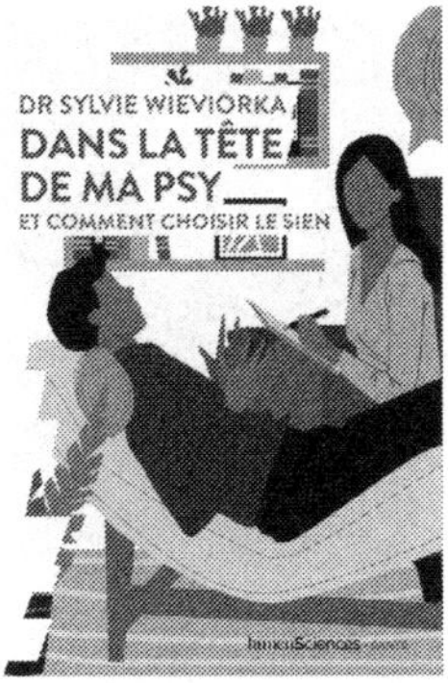

Sylvie Wieviorka
Dans la tête de ma psy

« Et vous, qu'est-ce que vous faites dans la vie ?
– Eh bien, je suis psychiatre.
Très souvent, j'observe que mon interlocuteur a un léger mouvement de recul… »

Les psychiatres suscitent de la méfiance ; ne sont-ils pas un peu manipulateurs ? Et puis, comment être sûr de choisir le bon ?

Avec beaucoup de bienveillance et de pédagogie, le docteur Sylvie Wieviorka donne des clefs pour ouvrir les bonnes portes : quelles sont les questions importantes à se poser avant de consulter ; à qui s'adresser (psychiatre, psychothérapeute, psychanalyste…) ; les avantages et les limites des différentes thérapies.

Au travers de cas pratiques vécus, elle nous fait entrer dans le huis-clos fascinant entre le psychothérapeute et son patient, et dans sa propre tête, ses questionnements, ses doutes et les solutions trouvées.

Un livre dont la lecture fait déjà du bien.

Médecin, psychiatre, **Sylvie Wieviorka** a écrit plusieurs livres, notamment sur la toxicomanie, une de ses spécialités.

Paru en mars 2020

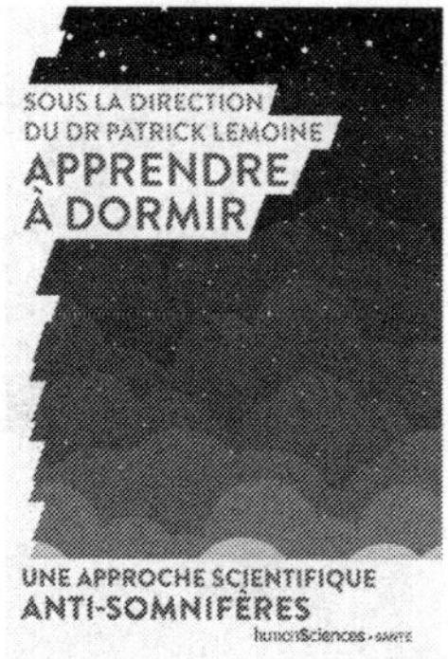

Sous la direction du Dr Patrick Lemoine
Apprendre à dormir

Si vous dormez trop peu, ou trop mal, ce livre est fait pour vous. À l'heure où nous faisons attention à bien manger, bien bouger, bien nous sentir au travail, nous négligeons notre sommeil. Pourtant, avoir une « dette de sommeil » détériore fortement la santé.

Pour la première fois, les meilleurs spécialistes français du sommeil, réunis par le docteur Patrick Lemoine, ardent défenseur d'une approche sans somnifères, nous aident à mieux dormir.

Le lecteur et ses proches y trouveront un panorama très complet des connaissances actuelles sur le sommeil, ses mécanismes, ses troubles et leurs conséquences précises sur l'attention, la mémoire, le système immunitaire, l'humeur… Ainsi que des conseils pratiques, validés scientifiquement, intégrant notamment les applications et les objets connectés, pour conserver ou retrouver un bon sommeil à tous les âges de la vie.

Parce que bien dormir, c'est bien vivre plus longtemps !

Ce livre collectif est dirigé par le docteur **Patrick Lemoine**, psychiatre, docteur en neuroscience et spécialiste du sommeil.

Cet ouvrage a été mis en pages par IGS-CP (16)

Reproduit et achevé d'imprimer
par Normandie Roto Impression s.a.s.
en août 2022.
Numéro d'imprimeur : 2203393

Imprimé en France.

PEFC
10-31-2541

Certifié PEFC

Ce produit est issu de forêts gérées durablement et de sources contrôlées

www.pefc-france.org

IMPRIM'VERT